基礎栄養学

― 栄養生理化学 ―

Basic Nutrition

– Nutritional Physiological Chemistry –

［編著］山内有信

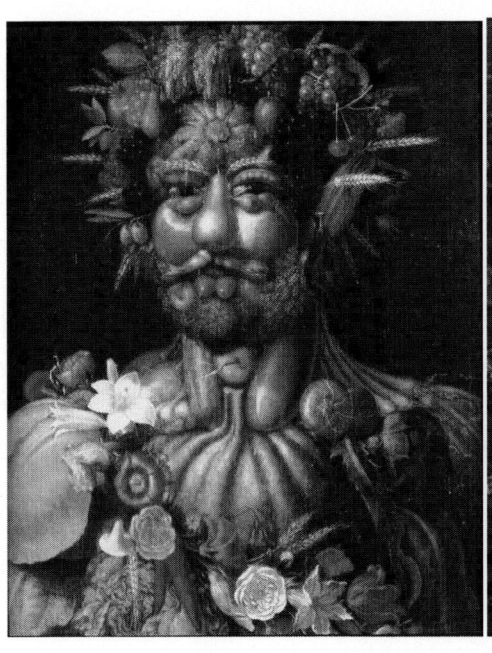

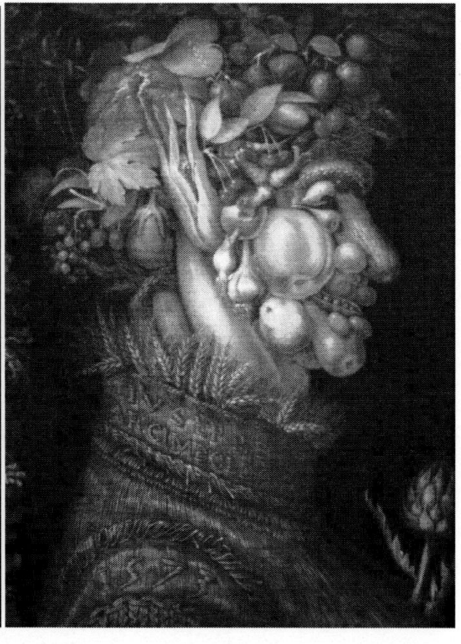

前書き

ヒトに関わらず動物は，食物を摂取することで，日々の活動のエネルギーや古くなった細胞を新しいものに変えたりすることで，生命を維持しています。表紙の絵は，アルチンボルド（Giuseppe Arcimboldo）という画家が，そのようなヒトは食物で形成されていることをイメージしたものです（右側は 2012 年にルーヴル美術館にて著者撮影）。

生体が正常な生活を営むためには，適正な栄養素摂取が不可欠であり，栄養学はその栄養素の働きや摂取すべき量を学ぶ分野であり，栄養士・管理栄養士養成の世界では，この栄養学の分野を，主として栄養素の体内利用を学ぶ「基礎栄養学」と，健康の維持・増進のために摂取すべき量やその概念を学ぶ「応用栄養学」に分類され，本書は前者を学ぶものです。

本書の作成当初は，栄養学を専門とする人々だけでなく，看護や介護系の学生のテキストとして，また，栄養に興味のある一般の方々で，より詳しく学びたいと思われる方々にもできるだけ手軽に栄養学の基礎を学ぶことができるようにと考えて「かんたん栄養学」として作成に取り掛かりました。しかし，著者が管理栄養士養成に関わっている関係上，管理栄養士国家試験を目指す学生が，管理栄養士の国家試験勉強にも困らないようなポイントを押さえたテキストとなることも目的として，ある程度のレベル確保を心がけています。とくに，基礎栄養学は生化学とも密接な関係があることを踏まえて生化学的要素を強化するとともに，両科目からの出題頻度も考慮し，さらに臨床栄養との接続も考慮して全面改訂を行いました。

なお，本書は著者１人で作成した関係により，十分な誤植等の確認ができていない可能性があり，皆様にはご迷惑をおかけするかもしれませんことをあらかじめお詫び申し上げます。

2021 年 4 月
山内　有信

目　次

第１章　栄養の概念

A．栄養の定義

1．栄養とは（栄養の定義）

栄養とは，「外界から必要な物質を取り込み（摂取・消化・吸収），エネルギー産生や体構成成分の合成などあらゆる生命活動を営む一連の活動」と定義される。例えば，牛肉は主なたんぱく質源であるが，牛のたんぱく質とヒトのたんぱく質は異なるため，ヒトはそれを摂取・消化・吸収を行い，そのたんぱく質を最小単位に分解したものを自身のたんぱく質に適合するように組み直しを行う。また，米は主としてエネルギーとなる糖質の供給源であるが，エネルギーを作り出すための代謝を行うのはあくまでもヒトである。つまり，食品そのものがヒトのためにエネルギー産生や体構成成分の合成のための化学反応（代謝）を行うのではないことから，“食品には栄養はないが，栄養の素となる「**栄養素**」を持っている”と学問上は説明する。

2．栄養素の種類と役割

先に記したように食品中に含まれる必要な物質は，栄養の素になることから「栄養素」とよばれる。

栄養素は，その化学的性質によって，糖質（炭水化物ともいう），たんぱく質，脂質，ビタミン，ミネラルに分類され，これを**五大栄養素**という。また，ときとして水分や食物繊維も栄養素に数える場合もある。これら栄養素は，人体でいろいろな作用（役割）を有しているが，栄養素の作用を大きく分けると表 1-1 のようになる。

表1-1　栄養素の作用

作用	栄養素
① エネルギー源になる	糖質，脂質，たんぱく質
② 体の構成成分になる	たんぱく質，脂質，ミネラル
③ 体の機能調節を行う	ビタミン，ミネラル，たんぱく質，脂質

また，五大栄養素は，その作用によって表 1-2 のように**熱量素**（**エネルギー源・三大栄養素**）と**保全素**といったグループに分類することもできる。ただし，この栄養素の作用は，主要作用であり，各栄養素は相互に作用しあうため，度の栄養素が欠けても，各栄養素はその作用を発揮することができない。

表1-2　五大栄養素の分類と主な作用

分類		栄養素	主な作用
五大栄養素	熱量素 (エネルギー源) (三大栄養素)	糖質	主にエネルギーとなる
		脂質	主にエネルギー，体構成成分となる
		たんぱく質	主に体構成成分となる。また，エネルギーにもなる
	保全素	ミネラル	主に体の機能調節に関わる。体構成成分になる
		ビタミン	主に体の機能調節に関わる

3．体構成と栄養素

人体は，表 1-3 に示すような各種の元素で構成されている。人体構成元素の中で，酸素（O），炭素（C），水素（H），窒素（N），硫黄（S）などは，人体の水分やたんぱく質，糖質，脂質などを作っており，カルシウム（Ca），マグネシウム（Mg），リン（P）などは骨格を作る上で重要な成分である。また，ナトリウム（Na），カリウム（K），塩素（Cl）などは，細胞内外の体液中に溶存し，浸透圧調節や pH 調節，神経機能調節など，さまざまな生理作用を営む上で重要な働きをする。

表1-3　人体の構成元素

元素	含有量（%）	元素	含有量（%）
O　（酸素）	65	Cl　（塩素）	0.15
C　（炭素）	18	Mg　（マグネシウム）	0.05
H　（水素）	10	Fe　（鉄）	0.004
N　（窒素）	3	Mn　（マンガン）	0.0003
Ca　（カルシウム）	1.5～2.2	Cu　（銅）	0.00015
P　（リン）	0.8～1.2	I　（ヨウ素）	0.00004
K　（カリウム）	0.35	Co　（コバルト）	微量
S　（硫黄）	0.25	Zn　（亜鉛）	微量
Na　（ナトリウム）	0.15	F　（フッ素）	微量

これらの元素によって作られる水分を除く体構成成分の組成を栄養素として構成割合を示すと，図 1-1 のようになる。

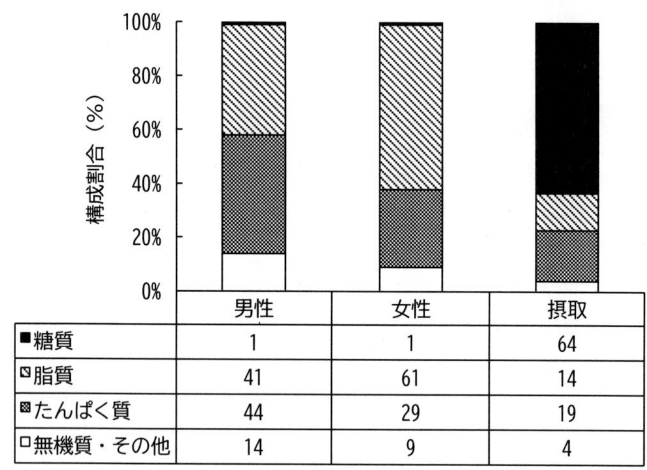

	男性	女性	摂取
■糖質	1	1	64
脂質	41	61	14
たんぱく質	44	29	19
□無機質・その他	14	9	4

図1-1　水分を除く人体（成人）の体成分と食事から摂取される成分の比較

このように，毎日摂取している栄養素の構成割合は，体構成成分と著しく異なっている。これは，摂取された栄養素が体内で変化を受けて，体構成成分に作りかえられ，日々利用されているためである。とくに，水分以外で得られる栄養素のうち最も多い糖質は，体内で極めて少ないことは，糖質がエネルギー源として日々消費されていることを示している。また，脂質が食事からの摂取割合に対して人体では多く含まれていることについては，体内の脂質が，食事から得られる脂質のほかに，体内で糖質から，一部はたんぱく質から合成された脂質も含まれるためである。

体成分は，一度形成された後も，少しずつ常に新しいものと入れ替わっており，成長が完了した成人では動的に平衡が保たれている。そのため，**食事摂取基準**（日本人が栄養素摂取不足による健康障害を回避して，健康を維持・増進するために，「何をどれだけ食べれば良いか」を示した 5 年ごとに改定されるガイドライン）の基本的な考え方として，“摂取すべき量＝失われる量”となる。一方，成長期にある子どもの場合には，成長のために体が小さい割には成人に比べると多量の栄養素が必要であるため，食事摂取基準の基本的な考え方は“摂取すべき量＝失われる量＋成長に伴う増加分”となる。このように，毎日摂取される食物中の栄養素は，そのような体成分の補充や成長のために使われている。

B．栄養と健康・疾病

1．健康と栄養

栄養素の摂取が不足あるいは過剰といったように適切でないことによって健康を保持できない例は多くみられ，健康を保持するためには，一定範囲で適切な量の栄養素を摂取する必要がある。

栄養素の摂取不足している場合には，それに起因する欠乏症といった健康障害が発生する。飽食の時代といわれるようになった現在の我が国において，かつての“飢餓”のような極端な欠乏症は，通常ではほとんどみられなくなっているが，特定の栄養素についてみた場合，老若男女問わず貧血の大半を占める鉄欠乏に伴う貧血（鉄欠乏性貧血）は比較的多くみらたり，加齢に伴う食欲の低下などに起因する高齢者の低栄養問題など，栄養欠乏は存在している。

一方，過剰摂取の場合にも過剰症といった問題が引き起こされる。消費エネルギーに対して摂取エネルギーが過剰な場合の肥満や，動物性脂肪の摂取過多にともなう動脈硬化症など生活習慣病が代表される。過剰摂取も多くは単一栄養素によって起こる健康障害であるが，摂取不足による健康障害に比べるとその発生は稀であり，通常の食品だけを食べている限り，どのように極端に偏食しようが，過剰摂取によって健康障害が発生することはほとんどなく，日本では海藻の過剰摂取による甲状腺機能亢進症の発生例が知られる程度である。しかし，1990年代になって，工業的に濃縮された栄養素（サプリメントや栄養強化食品）を大量に摂取することができるようになり，この過剰摂取による問題（事故）が起こるようになった。このように，サプリメントや栄養強化食品は，自然界にはあり得ないほど高い量の特定の栄養素を一度に摂取することができるという点で，今までの食品とは根本的に性質が異なる。

さらに，適切な栄養を考える場合，各種栄養素間の摂取バランスも重要であり，バランスを崩すことによって何らかの栄養素が本来の役割を果たすことができず，健康障害が発生する。

一般に「健康」とは，肉体的健康を意味する場合が多いが，世界保健機構（WHO）の憲章前文では，**健康の定義**として，「健康とは，肉体的，精神的及び社会的に完全に良好な状態であり，単に疾病又は病弱の存在しないことではない。」“Health is a state of complete physical, mental and social well-being and not merely the absence of disease or infirmity.” と記している。このように，健康とは肉体的な意味での健康だけではなく，精神的にも社会的にも良好な状態であるといった大きな内容を持っていることから，栄養を通じて肉体的健康に働きかけることはもちろんのこと，栄養を通じて精神的そして社会的側面からみた健康を高める活動を行うなど，健康の定義に即した幅広い活動の展開が望まれている。

2．疾病構造の変化と食生活の変遷

図 1-2 で示すように，1950（昭和 25）年代半ば頃までの**主要死因**は，結核や肺炎といった感染症による，いわゆる“うつる病気”が主要であった。これは，医療技術や公衆衛生状況の劣悪さに加えて，低栄養のために感染抵抗力も低かったためと考えられる。しかし，その後の医療の進歩や公衆衛生状況の改善，そして栄養状態の改善によって急激に低下した。

一方，1950 年代後半以降では，悪性新生物，心疾患，脳卒中（脳梗塞）といった**生活習慣病**，いわゆる“つくられる病気”が総死亡に占める割合の主要なものと変化している。その背景に，図 1-3 に示すように 1970～1980 年代頃はエネルギー摂取の過剰も関与していると思われるが，全年代共通して脂肪エネルギー比の増加に伴う者である。

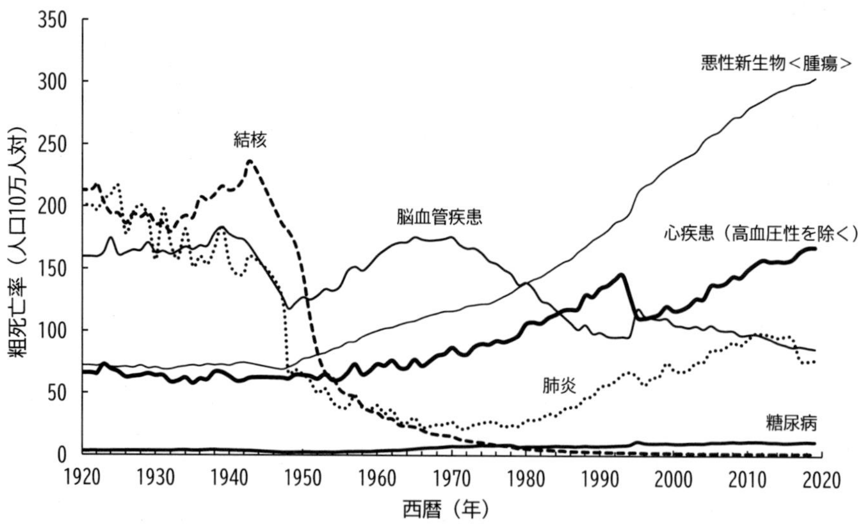

図1-2　死因（死因年次推移分類）別にみた年次別粗死亡率（人口10万対）

注：1）死因分類の改正により，年次別比較には完全な内容の一致をみることはできない。

2）1950年（昭和25年）の脳血管疾患には，B46.b（352の一部、B22の後遺症及び1年以上経過したもの）を含むため，1950年（昭和25年）報告書とは一致しない。

3）1994年（平成6年）の心疾患の減少は，新しい死亡診断書(死体検案書)(平成7年1月施行)における「死亡の原因欄には，疾患の終末期の状態としての心不全，呼吸　不全等は書かないでください。」という注意書きの，事前周知の影響によるものと考えられる。

4）死因名等はICD-10（2013年版）の死因年次推移分類による。

5）1943年（昭和18年）のみは樺太を含む数値であり、e-Stat（確定数）の「総覧」の表番号 上巻　3－2－1　における死亡数とは一致しない。

6）1944年（昭和19年）～1946年（昭和21年）は戦災による資料喪失等資料不備のため省略した。

7）1947年（昭和22年）～1972年（昭和47年）は沖縄県を含まない。

8）2004・2006・2009～2017年（平成16・18・21～29年）の都道府県からの報告漏れ（2019年3月29日公表）による再集計を行ったことにより，2017年（平成29年）以前の報告書とは数値が一致しない箇所がある。

（厚生労働省「人口動態調査」より作成）

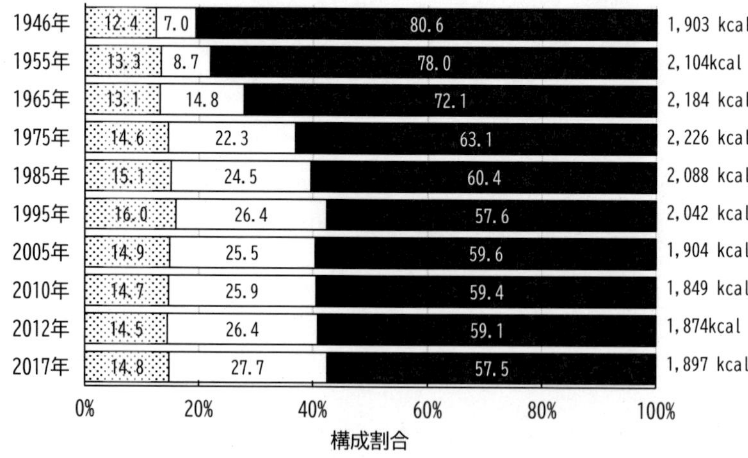

図1-3　エネルギーの三大栄養素別摂取構成比（年次推移）

（厚生労働省：国民健康・栄養調査結果等からピックアップして作成）

生活習慣に分類される疾患の多くは，高血圧，脂質異常症，動脈硬化，糖尿病などのようにすぐに死亡には至らないものの，長期に通院せざるを得ないような疾患が多く，図 1-4 に示すように国民の総医療費では，1999（平成 11）年の段階で 30 兆円を越えている。また，医療費そのものについては，医療の高度化による影響はもちろん大きく影響しているが，例えば厚生労働省による賃金構造基本統計調査によると，2000 年（平成 13 年）以降の大卒初任給はほぼ 180,000～200,000 円前後で頭打ちになっているものの，調査が始まった 1968 年（昭和 43 年）の大卒初任給は月給 3 万 600 円（現代の価値に換算すると，概ね 137,000 円）からほぼ毎年右肩上がりに上昇しきた。それと同時に，消費者物価も当然上昇していることから，同じ医療（医薬品）であっても単価の絶対値自体も上昇している可能性がある。しかし，例えば国民総所得に対する比率でみた場合でもその比率は上昇しており，平成 25 年度では 11%以上となっている。このように，生活習慣病罹患者の増加は，国民にも国家にも大きな負担としわ寄せを来たしている。また，**要支援・要介護**者の中には，これら生活習慣行を併せ持つ（生活習慣病に起因して加齢に伴って要支援・要介護者になる場合を含む）ケースも多いことから，医療費に加えて介護保険費用も加わり，高齢化の進行によってさらに圧迫を強めている。

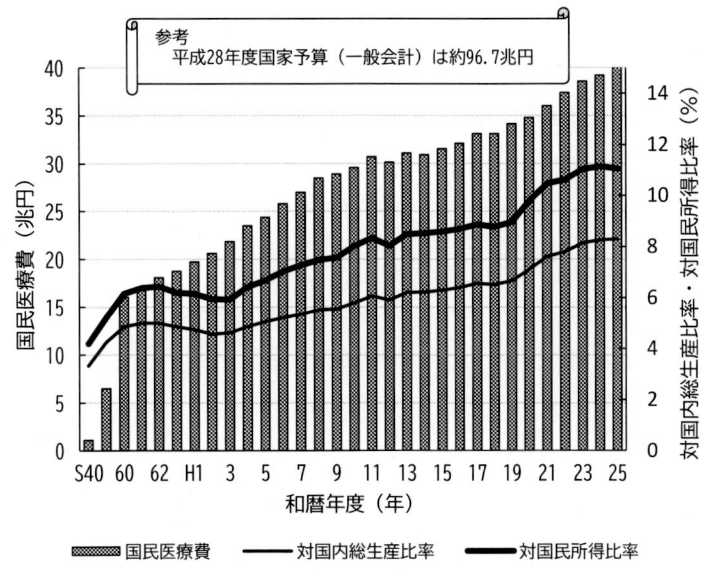

図1-4　国民医療費・対国内総生産及び対国民所得比率の年次推移

1）平成12年４月から介護保険制度が開始されたことに伴い，従来国民医療費の対象となっていた費用のうち介護保険の費用に移行したものがあるが，これらは平成12年度以降、国民医療費に含まれていない。
2）国内総生産（GDP）及び国民所得（NI）は，内閣府「国民経済計算」による。なお、平成23，24年度については，再推計が行われた数値を使用している。

資料）厚生労働省「平成25年度 国民医療費の概況」より作成

3．生活リズムと食生活

我々が生活する環境は，春夏秋冬のような年間の周期，月間の周期，昼夜の交代のような一日内での周期などがあり，これらの周期の影響を受けて，一定のリズムで日常生活を営んでいる。とくに明暗周期によって，睡眠・覚醒のリズムが形成され，摂食のリズムをも形成することに深く関わっている。生体には，これらの周期に対応するためのシステム（**生体リズム**）が備わっており，個体レベルにおいても，臓器，組織ならびに酵素や代謝物質レベルにおいても観察されている。このような各種の生体リズムに対応した生活リズム，とくに栄養面からの食生活リズムは，生理的・代謝的機能を効率よく機能させていくうえで極めて重要である。

1）生体リズムと食事

明暗，気温，湿度などの環境は，24時間の周期で変動し，生体機能は，これに従って**日内リズム**（**サーカディアンリズム：概日リズム**）を形成している。このリズムは体内時計とも呼ばれ，動物の場合，Clock，BMAL1，Per（Period），Cry（Cryptochrome）など**時計遺伝子**と呼ばれる遺伝子群が転写・翻訳のフィードバック機構を形成して，そのアウトプットとしてほぼ24時間の周期を形成している（図1-5）。

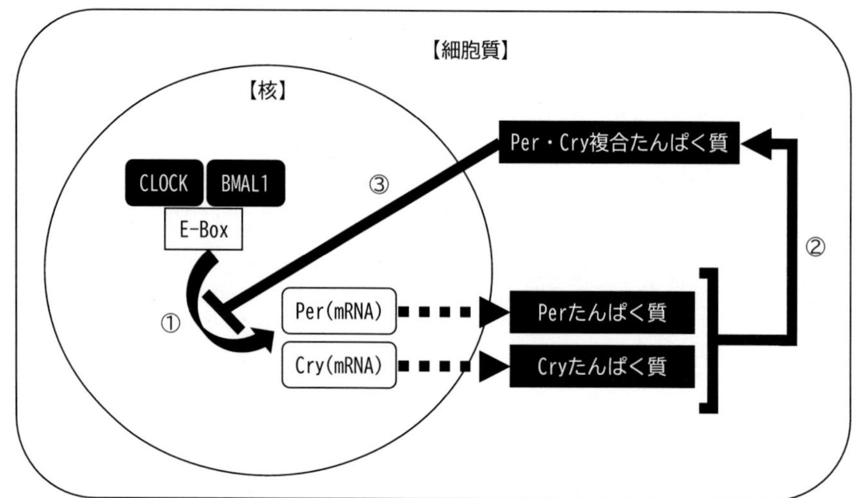

図1-5　遺伝子レベルでの日内リズムの仕組み（時計遺伝子の転写制御フィードバック機構）

① CLOCKとBMAL1はヘテロ二量体を形成し，Period（Per)やCryptochrome（Cry)遺伝子の転写制御領域に存在するDNAシスエレメント（E-box）に結合して転写を活性化（Perたんぱく質とCryたんぱく質の合成）する。
② 転写・翻訳されたPerタンパク質はCryタンパク質と複合体を形成する。
③ Per・Cry複合たんぱく質が核内へ移行し，CLOCKとBMAL1によるPerおよびCry遺伝子の転写活性化を阻害する。
※Per/Cryたんぱく質が減少し，CLOCK/BMAL1の転写活性が再び上昇して①に戻る。このフィードバックサイクルが約24時間の周期で繰り返し、時計遺伝子の転写・翻訳の概日リズムを生み出す。

（金 尚宏・深田 吉孝「生物時計と体のリズム」学術の動向，2019.8を参考に作成）

このようにして，ヒトの日内リズムにおいては，循環器系は夕刻に，副腎機能や成長ホルモンは入眠後にピークとなるように，種々の生理機能や代謝物濃度が各々異なる時刻に高まり，摂取した栄養素を合理的に体内で利用しようとしている。

日内リズムを支配する環境因子として，昼夜の明暗サイクルが重要である。この明暗サイクルによる日内リズムの形成には，脳において，視床下部に存在する**視交叉上核**の支配によって，脳内の中央で2つの大脳半球の間に位置する脳内での内分泌器である**松果体**における**メラトニン**の分泌変化が関与している。メラトニンは，明るくなると分泌量が減少し，暗くなると分泌量が増加することから睡眠（催眠）性の伝達物質とされている。なお，メラトニンのリズムとは逆に，糖質コルチコイドやセロトニンは明るくなると分泌量が増し，暗くなると減少する。しかし，摂食パターンによる制御も関与し，とくに栄養素の消化・吸収や酵素活性，ホルモン分泌などを介した代謝機能において重要である。例えば，通常，夜行性動物であるラットの場合，80%夜間に摂取する結果，種々の代謝活性も夜間に高まる。図1-6に示すように，通常の自由摂取では，夜間に消化酵素であるスクラーゼの活性が高まるが，

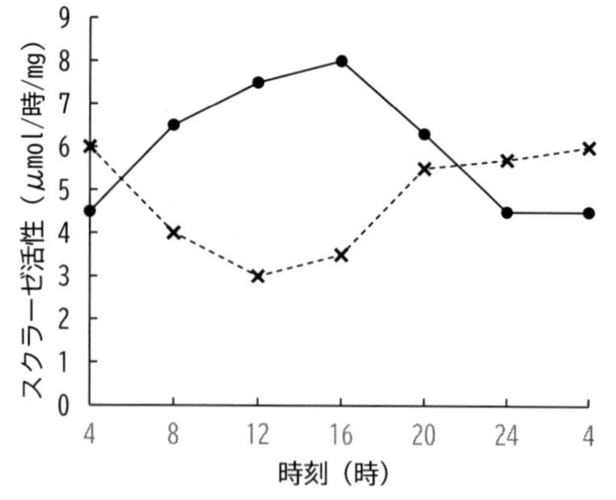

図1-6　ラットにおけるスクラーゼ活性リズムの逆転（斎藤ら）

（江指隆年ら編「ネオエスカ応用栄養学」同文書院より作成

明暗条件を変えずに，昼間に強制摂取をさせると，１週間ほどでスクラーゼ活性のピークが逆転する。同様の現象は，他の消化酵素だけでなく，アミノ酸やグルコースなどの能動輸送能力においても観察される。また，絶食しても２～３日間はリズムの存続がみられることなどから，一種の適応現象と考えられる。

2）生活リズムと食事

四季のある日本においては，温度の年周リズムの幅は20～30℃に達し，最も日の長い夏至と，最も日の短い冬至での日長時間差は5～6時間である。

ヒトの生体機能での季節変動の多くは，身体の熱平衡を維持するための物理的・化学的体温調節に関与する自律神経や内分泌系の機能変化を反映しており，秋や冬と比較すると，夏には血液水分の増加，肝機能の低下，内分泌機能の低下，脂質代謝の低下，エネルギー代謝の低下，交感神経系の活動低下，耐寒性の低下などが特徴である。また，夏場は発汗量が増加するため，十分な水分とナトリウムなどの電解質の補給が必要であり，冬場には体温上昇（体温低下に対して）のためにエネルギー代謝が上昇することから，エネルギー産生代謝の補酵素としてのビタミンB群のほかに，脂質やたんぱく質の補給が必要である。

日照量も季節を通じて大きく変化するが，日照量が不足するような地方では，皮膚における日光中の紫外線によるビタミンD_3前駆体へのコレステロールからの転換が減少するため，くる病や骨軟化症が多くみられるともいわれる。

一日の中にも生体リズムを考慮した方が好ましいものもある。例えば，ヒトのエネルギー代謝量は，食事や運動，睡眠などの影響を受けて常に変化しているが，仮に1日中安静にしていたとしても，図1-7に示すように実際には24時間の一定ではない。エネルギー消費量は，体内時計に合わせて活動期に増加し，急速期には低下することを考慮すると，不規則な生活によって活動のリズムを乱すことによって全身のエネルギーコントロールバランスも崩れてしまい，肥満のリスクが上昇する可能性が考えられる。

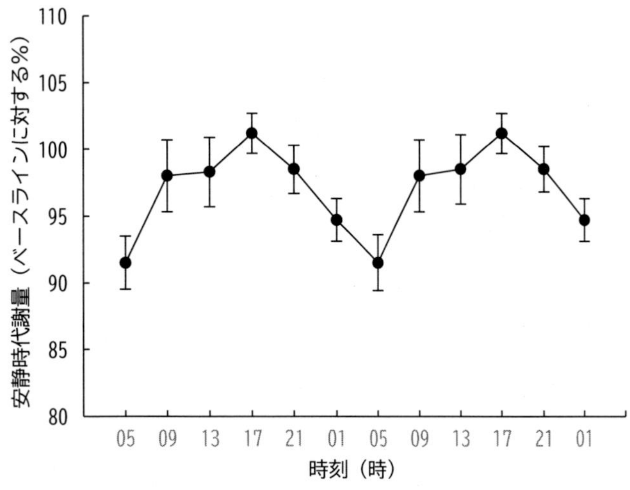

図1-7　空腹時の安静時エネルギー消費量の日内変動

コンストタントルーティンにより，睡眠，食事，活動の影響がない状態で測定されたもの。

（「Kirsi-Marja Zittingら，*Current Biology*，**28**，2018」より作成）

また，朝食で摂取されたものは，熱産生をはじめ消費エネルギーとしての利用の割合が高くなる一方で，夕食などで摂取したエネルギーは蓄積（とくに脂肪として）に利用される割合が高くなる傾向にあることが知られている。朝食をきちんと摂取することは，体熱産生につながり，その結果活動性も活発になり，ひいてはその後のエネルギー消費量も増加するという循環が生じると考えると，仮に1日の総摂取エネルギーが同じであっても，夕食に偏った摂取では太りやすく，朝食に重点を置くと太りにくいと考えられる。

栄養素補給の観点からみても，たんぱく質の摂取タイミングや摂取量は，筋肉の合成・分解を考えるとタイミングを考慮する必要がある。細胞の死と個体の死は別ものであり，細胞が生きていくために不可欠なものとしてエネルギー供給がある。つまり，糖質や脂質からのエネルギー供給がすくないと，摂取したたんぱく質はもちろんのこと，筋たんぱく質は分解されてエネルギー利用される。とくに朝食を欠食すると，前日の夕食からの絶食う時間が長くなり，エネルギー供給のために筋たんぱく質の分解も促進される。

C．栄養学の歴史

1．栄養学の始まり

食事療法の考えは，医学の祖として尊敬されるヒポクラテス（B.C.460～370）が，病気の治療は自然力が働いて治すという考えから始まったとされているが，現代栄養学の基礎は，A.L.**ラボアジェ**（1743～1794）によって開かれたとされる。A.L.**ラボアジェ**は，物質の燃焼は物質が空気中の気体と結合することで酸化分解が起こり，燃焼することを発見し，この気体を“酸素“と名づけ，さらに1777年には，ヒトの呼吸と物質の燃焼が同じであること，すなわち，呼吸とは酸素を吸入して二酸化炭素を排出することであり，食物も体内でその成分が酸化分解され，二酸化炭素と水になり，熱が生じることを発見し，**エネルギー代謝**の基礎を解明したことから始まった。

広義には栄養学研究といっても，実際には医学研究の一環で栄養が関係しているケースが多い。言い換えると，栄養は生理学や病理学，衛生学などの一部分で個別に論じられていたに過ぎなかった。しかし，医学から栄養学を独立させて一学問領域として確立し，世界中に啓蒙し，「栄養学の父」として世界でも知られているのは，愛媛県出身の「**佐伯 矩**」である。佐伯 矩も当初（1902年）は内務省伝染病研修所で北里柴三郎のもとで細菌学や酵素について研究していたが，1914年（大正3年）には世界初の栄養学研究機関である私立の「栄養研究所」を設立した。この研究所は，1920年に内務省に移管されて国立栄養研究所となり，その所長として栄養改善の研究が開始された。後（1924年：大正13年）に佐伯は世界初の栄養士養成施設である私立「栄養学校」を開設し，その卒業生を栄養士と名付けた。

2．三大栄養素の発見

1）糖質の研究

W.**プラウト**（1785～1850）は，糖 saccharinous，油 oily，卵白様物質 albuminous matter の３つを分類したとし，食物の栄養成分は，炭水化物（糖質），脂質，たんぱく質の３つのグループに分類できると報告した。

糖については，J.L.ゲイルサック（1778～1850）とL.J.テナール（1777～1857）による元素分析の結果，砂糖，デンプン，乳糖などにおいては，水素と酸素が水の生成に必要な割合の炭素に結合していることが明らかにされた。このことから，1844年にC.シュミット（1822～1894）は，これらの糖を炭水化物とよぶことを提案し，さらに血液中に糖（グルコース）が存在することも証明している。

その後，1856年にC.**ベルナール**（1813～1878）によって，栄養状態の良い動物の肝臓に，グリコーゲンという糖類が貯えられていることが発見され，1891年にC.**フォイト**（1831～1908）は，飢餓状態のニワトリの肝臓に糖を加えるとグリコーゲンを生成することを発見し，糖がグリコーゲンに変化することを明らかにした。

エネルギー生成のメカニズムとしては，1937年にH.A.**クレブス**（1900～1981）が，ピルビン酸（糖の中間物質）がクエン酸を生じ，完全分解されて二酸化炭素と水になる経路として，**トリカルボン酸サイクル**（**TCA 回路**：**クエン酸回路**：**クレブス回路**）を発見した。なお，TCA サイクルは，脂肪やアミノ酸の完全分解の経路としても働いていることが後に明らかとなった。

2）たんぱく質の研究

たんぱく質は，生体成分に第1に必要なものであるとして，1838年にG.J.**ミュルダー**（**ムルダー**）(1802～1880) によって Protein と命名された。

J.J.**リービッヒ**（1803～1873）は，種々の食品のたんぱく質に関する栄養価は，窒素の含有量に基づいて評価されるもの，すなわち，尿中窒素量の測定によって体内で破壊されたたんぱく質の量が推定できることを見出した。

さらに，先に糖がグリコーゲンに変化することを明らかにしたと記したC.**フォイト**は，体内から排出される窒素は，すべて尿と便の中にあらわれ，窒素1gは6.25gの体たんぱく質が破壊されたことを示すことを明らかにしたほか，脂肪の量によってたんぱく質の破壊量も異なることから，生体にとって最重要なたんぱく質は，炭水化物や脂肪が消費されてから破壊されることを示した。

1905年には，O.K.O.**フォリン**（1867～1934）が，たんぱく質の代謝には，体たんぱく質の再合成を行う内因性代謝と，利用されずに酸化分解される外因性代謝があるとした（フォリンの二元論）。ただし，この論は，内因性と外因性を別物として捉えた点で，後に否定されることとなる。さらに，1932年には，TCAサイクルを発見した**クレブス**によって，たんぱく質代謝によって生じる尿素の合成を解明し，尿素サイクルを発見した。

アミノ酸がたんぱく質の構成成分であることは，H.ブラコノ（1785～1855）によって，ゼラチンからグリシンを分離したことで初めて明らかになったが，アミノ酸の発見は，L.N.ボークラン（1763～1829）とP.J.ロビッケ（1780～1840）によって，アスパラガスからアスパラギン酸を発見したのが最初である。その後，アミノ酸の中には，体内で合成できるもの（**非必須アミノ酸：可欠アミノ酸**）と合成できないもの（**必須アミノ酸：不可欠アミノ酸**）があることが明らかになり，必須アミノ酸の重要性がF.G.**ホプキンス**ら（1861～1947）によって証明され，必須アミノ酸の概念が確立された。た。さらに，W.C.**ローズ**（1887～1985）は必須アミノ酸であるスレオニンを発見し，男子大学生を被験者とした窒素出納実験によって，必須アミノ酸8種類を確定した。

3）脂質の研究

M.E.**シュブルィユ**（1786～1889）によって，脂肪の構成（脂肪は脂肪酸とグリセロールからなること）が明らかとなった。また，彼は胆汁からコレステロールを分離して命名した。さらに，P.M.**ベルテロー**（1827～1907）は，グリセロールと脂肪酸から脂肪の合成を行い，脂肪の化学構造を明らかにした。脂肪の代謝は，F.**クヌープ**（1875～1946）が，脂肪酸の体内でエネルギーとなるメカニズムとして **β 酸化**を唱えた。このβ酸化に関連して，F.**リネン**は，脂肪酸のβ酸化によってアセチルCoAが生成されることと，また，脂肪酸の生合成機構が解明した。

1929～1932年には，G.O.& M.M.**バー夫妻**およびE.S.ミラーによって，リノール酸，リノレン酸が，1937年には，O.ターペイネンによって，アラキドン酸の生体内での必要性が示され，これらは**必須脂肪酸**であるとされた。

3．エネルギー代謝研究の歴史

エネルギー代謝の研究は，A.L.ラボアジェによって開かれた。E.F.W.**ブリューガー**（1829～1910）は，呼吸によって取り込まれた酸素と排出された二酸化炭素の比（CO_2の体積／O_2の体積）を**呼吸商**と命名し，エネルギー消費の測定の基礎の構築に貢献した。

後にたんぱく質研究で記すC.フォイトの弟子であり，M.**ルブネル（ルブナー）**（1854～1932）は，**エネルギー等価の法則**を打ち立てたほか，糖，脂肪，たんぱく質それぞれ1g当たりの熱量を4.1，9.2，4.1kcalと定めるとともに，食事摂取によるエネルギー消費の増加（特異動的作用）を見出すなど，現在のエネルギー消費量測定の基礎を確立した。

ルブネルと同様，C.フォイトの弟子であり，アメリカの栄養学の基礎を築いたW.O.**アトウォーター**（1844～1907）は，食品成分やその消化吸収率から，食品のエネルギー値を解明する方法を確立しようと考え，糖，脂肪，たんぱく質それぞれ1g当たりのエネルギーを4，9，4kcalとし，現在も利用されている**アトウォーター係数**を打ち立てたほか，1896年にはアメリカで最初の食品成分表を作成した。さらに，F.G.**ベネディクト**（1870～1957）と共同で，ヒト用の開路循環吸収熱量計を開発し，さらに正確に測定できる閉路循環式呼吸熱量計を開発した。

4．ビタミンの研究と日本の栄養学研究

ビタミンは，三大栄養素と異なって極めて微量でその効果を発揮し，不足によって深刻な健康障害を及ぼすこと，さらに食物や生体内での含有量が極めて少なく，分離・精製，定量などに困難を極めたが，19 世紀の終わりから 20 世紀前半の近代栄養学においては，最も脚光を浴びた。

1881 年に N. I. **ルーニン**（1853～1937）は，牛乳と同じ組成の人工混合飼料をネズミに与えたが死亡してしまった（マウスをショ糖，脂肪，カゼインと無機塩類で飼育すると死ぬが，牛乳で飼うと成長する）ことから，天然食品中には生命に必要な微量の未知な物質が存在すると考えたことからビタミンの存在が予想されたのが始まりとされ，1911 年に C. **フンク**（1884～1967）によって，米ぬかと酵母から抗脚気因子として有効な成分（現在のビタミン B_1）が抽出され，ビタミンと命名された。

このビタミン B_1 の発見につながった脚気の研究は，日本における栄養学研究の歴史と関わりが深い。ビタミンの存在すら発見されていなかった明治時代において，脚気は西欧人にはみられない日本やアジアなど米を主食とする地域独特の風土病と認識されており，都市部の富裕層や陸軍の若い兵士に多発する原因不明の疾患として対策が急がれていた。世界的には，脚気の原因を巡ってドイツ系の学派が感染症説を主張，英国系及び漢方医学学派が栄養障害説を主張していた。さらに，大日本帝国陸軍がドイツ系学派と，大日本帝国海軍が英国系学派と提携するという構図で対立していた。この脚気の原因を栄養障害の一種と断定したのが**高木兼寛**である。

高木は海軍において西洋式の食事を摂る士官に脚気が少なく，日本式の米を主食とし副食の貧しい下士卒（のちの下士官兵）に多いことから，栄養に問題があると考え，遠洋航海において西洋食を摂る下士卒の艦と日本食の艦とを分けて航海させる試験案を上策し，それが採用され，結果として西洋食の艦において脚気患者が出なかった。このことから栄養障害説を確信したとされる。

だが，海軍で脚気が撲滅された後も，陸軍では森林太郎(森鴎外)，石黒忠悳等は，科学的根拠がないとして麦飯の食用に強硬に反対したため，脚気による犠牲者はなおも現れ続け，日清戦争で大日本帝国陸軍の脚気患者数万人，うち病死数千人で，戦死者は数百人で戦死者より脚気で病死した兵士のほうが多かった資料により人数は異なる)。また，日露戦争では，大日本帝国陸軍の脚気患者 25 万人中，病死者 2 万 7800 人，戦死者は 4 万 7000 人とされているが，戦死者中にも脚気患者が多数いるものと推定されている。

ビタミン B_1 の発見のいきさつとして，まず挙げられるのが C. **エイクマン**（1858～1930）である。彼は，ニワトリに白米を与えると脚気に似た症状である**白米病（多発性神経炎）**を呈し，飼料に米ぬかを加えると症状が改善されることから，米ぬかにこの症状を予防する因子が含まれていることを証明した。この報告を受けて，1910 年に**鈴木梅太郎**（1874～1943）らが，米ぬかから抗脚気因子の抽出に成功し，米の学名に由来して**オリザニン**と命名した。しかし，世界的に認められるためには海外の学術誌に論文として発表する必要があったが，当時の交通・通信機関の問題もあり，鈴木らが発見した翌年の 1911 年に，前述の C. フンクが同じものを抽出し，ビタミンと命名して，鈴木らよりも早く発表し，鈴木らの業績は日の目を見ることができなかった。しかし，現在では鈴木らの業績も見直され，第一発見者は鈴木梅太郎，命名者はフンクともされるようになってきている。

【参考表】　主な栄養学研究史

人名	功　績
【エネルギー代謝】	
ラボアジェ	呼吸が熱発生や機械的労作のエネルギーを与えている（ゆるやかな燃焼）ことを証明
レニオル & ルイゼ	閉鎖系呼吸装置で，栄養素によって吸収される酸素と排泄される二酸化炭素の比が異なることを示した。
フランクランド	ボンブカロリーメーターで，1gあたりで砂糖3.348 kcal，バター7.264 kcal，卵白4.896 kcalであると発表。
ルブナー	エネルギー等価の法則を見出し，1gあたりの生理的燃焼値として糖質4.1 kcal，脂質9.3 kcal，たんぱく質4.1 kcal（尿中窒素化合物の燃焼値1.3 kcalを差し引く）としたルブナー係数を定める。安静時代謝量は，体重よりも体表面積に比例することを明らかにした。食事誘発性熱産生（特異動的作用）の研究。
アトウォーター	消化吸収率を考慮して糖質4 kcal/g，脂肪9 kcal/g，たんぱく質4 kcal/gのアトウォーター係数を確立した。
プリューガー	組織はガス交換して呼吸し，吸収される酸と排泄される二酸化炭素の比を呼吸商（respiratary quotient；RQ）とよんだ。
ツンツ	呼吸熱量計を考案し，食事12時間後で安静横臥状態での代謝量を30寝二乗測定して基礎代謝の概念を確立した。
【糖質】	
ベルナール	血液グルコースと肝・筋グリコーゲンを発見し，糖尿病との関連性を研究
フォイト*1	肝臓において糖からグリコーゲンが生成されることを発見した
高峰譲吉	小麦ふすま麹からアミラーゼの一種であるジアスターゼ抽出（タカジアスターゼと命名）。アドレナリンも発見
マイヤーホフ & エムデン	解糖系の解明
クレブス*2	クエン酸回路（クレブス回路：TCA回路）の解明
リップマン	エネルギー代謝の中間代謝物質であるアセチルCoAの発見
【脂質】	
シュブルイユ	脂肪は，脂肪酸とグリセロールからなることを明らかにした。 コレステロールを胆汁から分離して命名
ベルテロ―	脂肪酸とグリセロールから脂肪合成を試み，脂肪の化学構造を解明
クヌープ	脂肪酸のエネルギー利用経路としてのβ酸化を発見
バー夫妻	リノール酸，リノレン酸が必須脂肪酸であることを見出した
リネン	脂肪酸のβ酸化によるアセチルCoA生成を証明 脂肪酸の生合成機構の解明
【たんぱく質】	
ムルダー	たんぱく質をプロテインと命名
リービヒ	尿中窒素量から体内で利用されたたんぱく質量が推定できることを見出した
フォイト*1	体外排出窒素1 gはたんぱく質6.25 gに相当することを明らかにした（窒素-たんぱく質換算係数）。 生体内で最重要のたんぱく質は，糖質や脂質がエネルギー利用されてから消費されることを示した。
クレブス*2	尿素回路を発表
ホプキンス	必須アミノ酸の生理的効果を確認
ローズ	スレオニンの発見により，必須アミノ酸と非必須アミノ酸の分類開始
シェーンハイマー	摂取たんぱく質から供給されたアミノ酸が絶えず体内で入れ替わる動的平衡論を確認（アミノ酸プールの概念）
【ビタミン】	
ルーニン	ビタミンの存在の予見（未知の微量栄養素が存在する）
高木兼寛	海軍の食事改善により，脚気の原因が栄養因子であることを実証
エイクマン	米ぬかに抗脚気予防因子が含まれることを発見
ホルスト & フレーリヒ	野菜で壊血病症状（ビタミンC欠乏症）を妨げることを発表
鈴木梅太郎	米ぬかから抗脚気因子（現在のビタミンB_1）を発見・抽出し，オリザニンと命名
フンク	米ぬかから抗脚気因子（現在のビタミンB_1）を精製し，ビタミンと命名した
マッカラム	副栄養素としてバターなどに成長促進作用を持つ因子として脂溶性Aを報告 粗製乳糖中に抗麻痺作用のある水溶性Bがあることを報告 ビタミンA欠乏による角膜乾燥症などの眼疾患の発症を報告
ドラモンド	脂溶性AをビタミンAと命名 抗壊血病因子（現在のビタミンC）を水溶性Cと命名
【ミネラル】	
メンギニ	血液中に鉄が常に存在することを発見
ガーン	骨の主成分がリン酸カルシウムであることを発見
マッカラム	マグネシウムが必須であることを発見
エルビエム	マンガンが必須であること，亜鉛欠乏が味覚障害に関与することを発見
プラサド	亜鉛欠乏により味覚異常や食欲減退が起こることを発見

第2章　糖質の栄養

1．糖質とは

炭水化物

【糖　　質】
・　消化酵素で加水分解を受けて吸収される
・　そのまま吸収される

【食物繊維】
・　ヒトが有する消化酵素では加水分解されないために吸収もされない

図2-1　糖質と食物繊維の区別

炭水化物のうち，消化管内で消化酵素によって**加水分解**を受けて吸収される物質，あるいはそのまま吸収を受ける物質を**糖質**という。また，消化･吸収を受けない炭水化物を**食物繊維**という（図 2-1）。

糖質には，そのまま小腸で吸収を受けるグルコース（ブドウ糖），フルクトース（果糖），ガラクトースなどの単糖類や，消化酵素によって分解されるスクロース（ショ糖），マルトース（麦芽糖），ラクトース（乳糖）などの二糖類，デンプンやグリコーゲンなどの多糖類が存在する。

2．糖質の役割

図 2-2（図 1-1 再掲）は，水分を除く食事組成としての一般的な栄養素の構成比と，成人における体組成としての栄養素の構成比である。図に示すように，糖質は，食事組成で約 60％を占めているが，体組成としては，わずか 1％程度でしかない。このことから，糖質は毎日の食事では多く摂取しているものの，日々消費されていることを示している。この消費とは，エネルギー源としての利用（糖質 1g あたり 4 kcal）である。

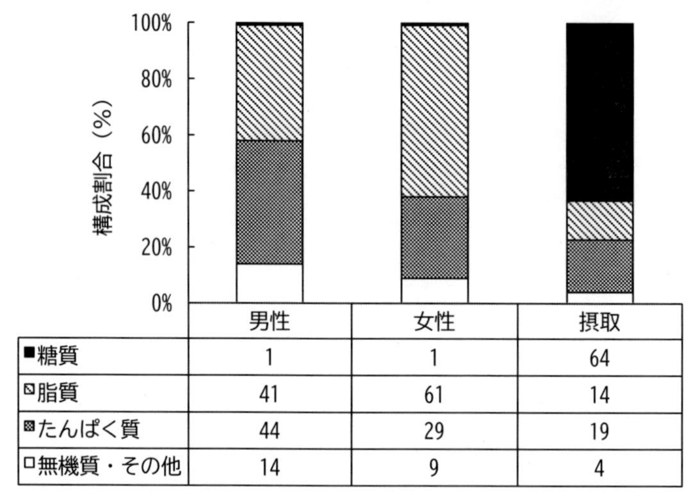

	男性	女性	摂取
■糖質	1	1	64
▧脂質	41	61	14
▩たんぱく質	44	29	19
□無機質・その他	14	9	4

図2-1　水分を除く人体（成人）の体成分と食事から摂取される成分の比較

3．糖質の種類

1）単糖類

糖質の最小単位を**単糖類**といい，炭素 3 つで構成される三炭糖から存在するが，栄養生理学上重要なものは，炭素が 6 つの**六炭糖（ヘキソース）**と炭素が 5 つの**五炭糖（ペントース）**である。なお，六炭糖には，**グルコース（ブドウ糖）**，**フルクトース（果糖）**，**ガラクトース**，マンノースなどがあり，五炭糖には**リボース**がある。

図 2-2 は単糖類（グルコースとフルクトースおよびリボース）の構造である。なお，○数字は，炭素の位置的な番号である。また，D-グルコースは水溶液中で鎖状構造以外に環状構造（ピラノース型）をとって存在する。環状構造をとった場合，C1 炭素（第 1 位の炭素）は**不斉炭素原子**（互いに異なる 4 つの原子あるいは原子団と結合している炭素原子）になり，新しい異性が生じる。これに相当するヒドロキシ基を**アノマーヒドロキシ基**（**グリコシド性ヒドロキシ基**）といい，α 型（アノマーヒドロキシ基が下向き）と β 型（アノマーヒドロキシ基が上向き）で表す。

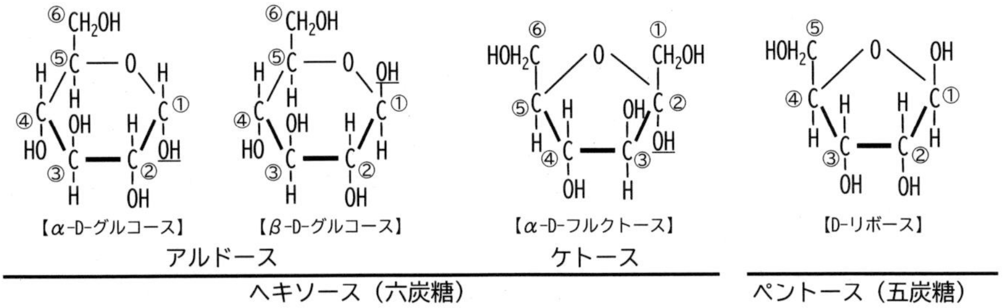

【α-D-グルコース】　【β-D-グルコース】　【α-D-フルクトース】　【D-リボース】

アルドース　ケトース

ヘキソース（六炭糖）　ペントース（五炭糖）

図2-2　代表的な単糖類の構造（ハワース投影式）
○数字は炭素の位置的な番号。下線のあるヒドロキシ基（-OH）は，アノマーヒドロキシ基。

2）二糖類

2～10 個の単糖が図 2-3 に示すように**グリコシド結合**とよばれる脱水縮合したものを**小糖類（オリゴ糖）**という。このグリコシド結合は，反応性の高いアノマーヒドロキシ基が他の単糖のアルコール性ヒドロキシ基と縮重合したものが多く，土台となる単糖がα型の場合をα-グリコシド結合，β型の場合をβ-グリコシド結合という。また，土台となる単糖のアノマーヒドロキシ基の位置を示す炭素番号と結合した単糖の炭素番号を付して記す。例えば，α-グルコースの場合アノマーヒドロキシ基は C1 であり，結合した次の単糖の炭素が C4 であれば“α-1,4”のように記す。

小糖類のうち，とくに 2 分子の単糖で構成されたものを**二糖類**という。代表的な二糖類として，**マルトース（麦芽糖）**はグルコース＋グルコース，**シュクロース（スクロース：ショ糖）**はグルコース＋フルクトース，**ラクトース（乳糖）**はグルコース＋ガラクトースでグリコシド結合したものである。

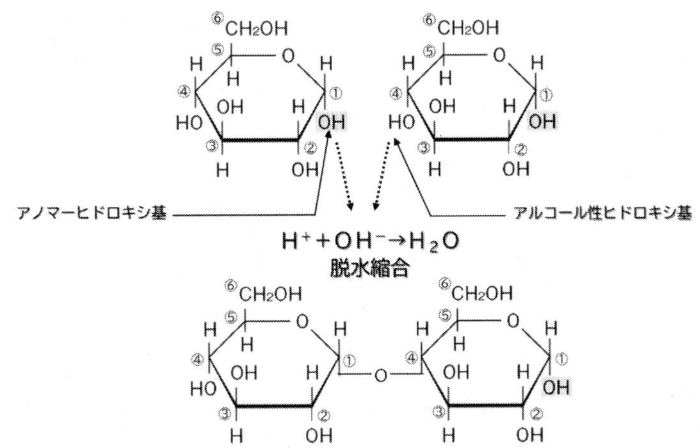

図2-3　二糖類の構造とグリコシド結合
図は，α-D-グルコース2分子がα-1,4-グリコシド結合したマルトース（麦芽糖）である。

3）多糖類

多糖類は，さらに単糖類がグリコシド結合してできたもので，代表としてはデンプンと**グリコーゲン**がある。なお，デンプンは，多数のグルコースのみが連結したものであるが，結合の仕方によって，**アミロース**と**アミロペクチン**に分類される。

アミロースは，次の図2-4のように多数（数百分子）の α－グルコースが次々と 1 位と 4 位で直鎖状（一列）に**グリコシド結合**（α-1,4 結合）し，短縮縮合によってグルコース残基6個で1回転（右巻）してらせん状に連なった構造をとる。普通のデンプン（例えば，うるち米）の中に 20～25%含まれ，青紫色のヨウ素デンプン反応を示す。

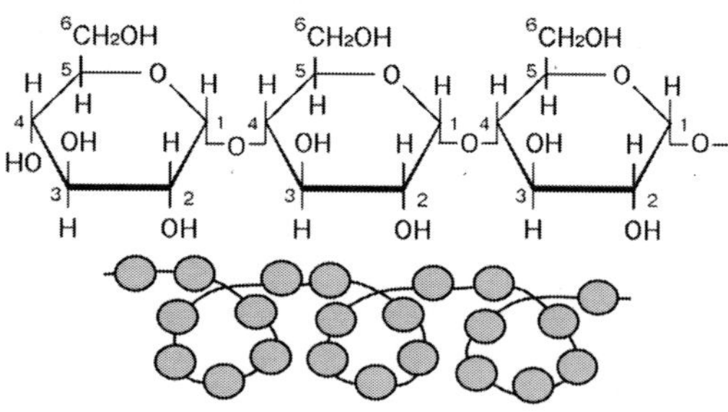

図2-4　アミロースの構造

一方，アミロペクチンは，多数（数万～数十万）の α－グルコースがらせん構造をとらないで1位と4位でグルコシド結合しているほか，1位と6位で結合する α-1,6 結合によって枝分かれした網状の構造を持ち，普通のデンプンの中に 75～80%（例えば，うるち米）含まれる。なお，もち米は100%アミロペクチンからできている。赤紫色のヨウ素デンプン反応を示す。

グリコーゲンもアミロペクチンと同じ構造をとっている（図2-5）。なお，アミロペクチンは，平均でグルコース残基 25 個に 1 回の割合で枝分かれし，直鎖部分の長さは 18～24 残基，分岐間は 5～8 残基の間隔がある。しかし，グリコーゲンの枝分かれの頻度はアミロペクチンよりも高く，8～12 残基に 1 回の分岐となり，直鎖部分の長さは 12～18 残基，分岐の先がさらに分岐して網目構造をとる。

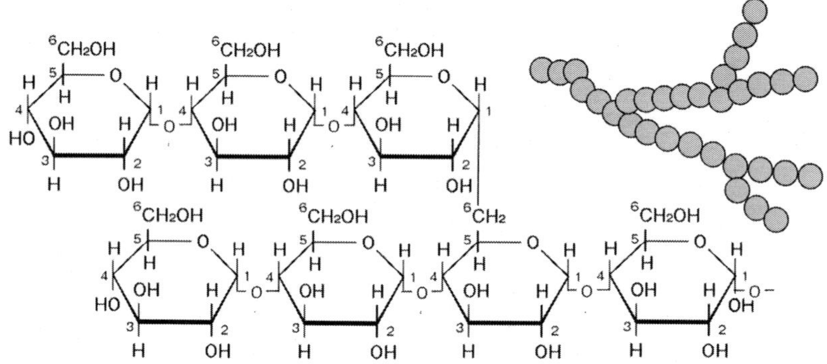

図2-5　グリコーゲン（アミロペクチン）の構造

4．糖質の消化

1）多糖類（デンプン）の消化

摂取された食物は，口腔で咀嚼されてサイズが小さくなるとともに（**物理的消化**）唾液とよく混合される。この過程で，デンプンは唾液に含まれる加水分解酵素である**唾液アミラーゼ**（**α-アミラーゼ**）によって分解（**化学的消化**）され，一部はマルトース（麦芽糖）まで加水分解される。嚥下された後，唾液アミラーゼ（至適 pH6.4～7.3：一般に pH6.8）は胃酸（pH1.0～2.0 の環境）によって失活し，一旦分解はストップする。その後，十二指腸に到達すると，胃酸によって酸性となった内容物が膵液によって中和され，膵液中に含まれる膵アミラーゼの作用によってデキストリンとマルトースに分解される。

2）二糖類の消化（膜消化）

摂取されたシュクロース（スクロース），マルトース，ラクトースなどの二糖類や，デンプン消化で生成されたマルトースやイソマルトースは，小腸粘膜上皮細胞の膜組織からなる**微絨毛**（**刷子縁**）に存在するそれぞれの二糖類酵素（総称：**α-グルコシダーゼ**）によって加水分解されて単糖類となり，分解と同時に上皮細胞内に吸収される（消化の最終段階と吸収の開始に明確な区切りがない）。この過程を**膜消化**という（第９章参照）。吸収された単糖類は，小腸上皮細胞内で毛細血管に入り，肝門脈を通じて肝臓に送られる。

この消化に関わる消化酵素として，**スクラーゼ**（スクロースをグルコースとフルクトースに分解），**マルターゼ**（マルトースをグルコース２分子に分解），イソマルターゼ（イソマルトースのα-1,6 グリコシド結合を切断してグルコース２分子に分解），**ラクターゼ**（ラクトースをグルコースとガラクトースに分解）がある。なお，ラクターゼの活性は，一般に子どものうちは高いが，成長と共に低下する。そのため，子どものときに牛乳を飲んでもなんともなかったのが，大人になって牛乳を飲むとお腹がゴロゴロしたり，ひどい場合には下痢を起こしたりする人もいる。このラクターゼ活性が極端に低下した状態を**乳糖不耐症**というが，これは，ラクターゼ活性の低下によって，乳糖を分解できず，消化不良を起こした状態である。

3）単糖類の吸収

膜消化を受けて作られた単糖類は，小腸粘膜上皮細胞へ吸収される。単糖類の吸収は，その種類によって吸収機構と度合いが異なる。詳細は第９章で記すが，腸管からの栄養素吸収機構には，**能動輸送**，**受動輸送**（**単純拡散**と**促進拡散**）がある。能動輸送は，エネルギー（**ATP：アデノシン３リン酸**）を必要とする代わりに，膜の内外の濃度差（濃度勾配）によって生じる圧力である浸透圧に依存しないで吸収速度が速い。一方，受動輸送は，エネルギーを必要としないで浸透圧に依存するため，膜の内外で濃度が同じになると吸収できない。また，受動輸送のうち促進拡散は，能動輸送のように**担体**（運び屋）が存在するため，単純拡散に比べて吸収速度は速いが，基本的に受動輸送であるため，濃度勾配に逆らうことはできない。

単糖類の吸収過程の概略は，図 2-6 の通りである。グルコースやガラクトースの大多数は能動輸送によって効率的に吸収される。とくに，グルコースの吸収は，Na イオンとの共輸送（**ナトリウム共輸送**），すなわち，ATP を消費して酵素の働きによって細胞内 Na イオン濃度を低下させ，消化管管腔側からの Na イオンの流入を促進させるときに共通の担体（**ナトリウム依存性輸送担体**：sodium-dependent glucose transporter：**SGLT**）を介してグルコースも小腸上皮細胞内に取り込む。なお，取り込まれたグルコースは，別の**ナトリウム非依存性グルコース輸送担体**である **GLUT2**（glucose transporter 2）を介して，血管側へと輸送される。

また，フルクトースなどの単糖類は，単純拡散や促進拡散で吸収されるが，種類によって吸収効率に差があり，マンノースやキシロース，アラビノース，糖アルコールなどは吸収されにくい。なお，フルクトースの小腸上皮細胞内への取り込みに関わる担体は **GLUT5** であるが，小腸上皮細胞内から血管側への輸送は，グルコースやガラクトースと同じ GLUT2 が関与する。

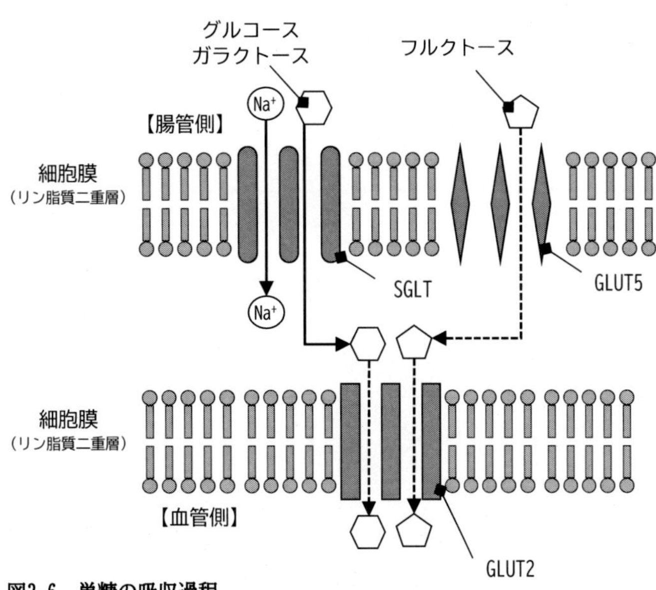

図2-6　単糖の吸収過程
実践の矢印は能動輸送，破線の矢印は促進拡散である。

5．糖質の代謝

1）血糖

小腸から吸収され，肝門脈を通じて肝臓に送られたフルクトースとガラクトースは，肝臓内でグルコースに転換される。グルコースは，肝臓より**血糖**として放出されて血液循環し，全身の各組織においてエネルギー源として利用されるほか，肝臓や筋肉において**グリコーゲン**として一時的に貯蔵される。また，必要以上の糖質は，各組織において**トリグリセリド**（**中性脂肪**）に変換されて，体脂肪や内臓脂肪として蓄積される。

血糖値とは，血液中のグルコース濃度である。血糖値は，組織（とくに脳神経などほとんどグルコースしかエネルギー源として利用できない組織）へのエネルギー源供給の確保のために，ホルモンなどの内分泌系や自律神経系によって厳密に調節されており，健常人で空腹時には70〜110mg/dLの範囲に維持される。この血糖値は食事摂取によって上昇するが，食後30分〜1時間で最大（120〜160mg/dL）となり，食後3時間には空腹時レベルに低下する。なお，このインスリン分泌の絶対的不足や相対的（作用）不足によって高血糖状態が続く疾患を**糖尿病**といい，前者を**1型糖尿病**（**インスリン依存性糖尿病：IDDM**），後者を**2型糖尿病**（**インスリン非依存性糖尿病：NIDDM**）という。

血糖値を低下させる作用を持つのは，**インスリン**のみである。インスリンは，膵臓のランゲルハンス島のβ細胞から分泌され，肝臓や筋肉・脂肪組織に作用して，① 細胞質にある**GLUT4**を細胞表面に移動させて血中のグルコースの取り込み促進，② 肝臓や筋組織において取り込んだグルコースのグリコーゲンへの変換（グリコーゲン合成）・貯蔵促進，③ 筋組織に取り込んだグルコースを直接エネルギー代謝への利用促進，④ 肝臓や脂肪細胞において取り込んだグルコースを材料とした脂肪（中性脂肪）合成・貯蔵の促進，などの結果として血糖値を低下させている。

一方，血糖値を上昇させる作用を示すホルモンは，表2-1に示すように複数存在する。血糖値が低い状態（低血糖）の場合は，表2-1のような内分泌系が作用して，肝臓のグリコーゲンを分解してグルコースに戻し，血糖として放出することで血糖値を上昇させるほか，脂肪から分離したグリセロールや筋たんぱく質を分解して生じたアミノ酸などを肝臓においてグルコースに変換（**糖新生**）して血糖値を上昇させる。

表2-1　代表的な血糖上昇作用を持つホルモン

ホルモン	分泌器官	血糖値上昇のための作用
グルカゴン	膵臓ランゲルハンス島α細胞	肝グリコーゲン分解促進 糖新生の促進
糖質コルチコイド （コルチゾール）	副腎皮質	たんぱく質異化亢進（肝臓における糖新生材料の供給） 末梢組織の糖利用抑制
アドレナリン	副腎髄質	グルカゴン作用のバックアップ

2）グルコースを中心としたエネルギー産生経路

（1）糖代謝の主な過程

糖質の主な代謝には表2-2のような過程があるが，エネルギー産生系としてもっとも基本となるのは，解糖系とクエン酸回路（TCA回路，クレブス回路），グリコーゲン合成・グリコーゲン分解などである。なお，図2-7は，グルコースを中心とした代謝（エネルギー産生）経路の基本である（一部省略）。

表2-1　主な糖代謝過程

主な過程	概　要
グリコーゲン合成・分解	取り込まれたグルコースをグリコーゲンに変換して貯蔵する。 また，血糖値が低下した際に，貯蔵したグリコーゲンを分解し，肝臓においてはグルコース変換して血中放出，筋組織においては直接エネルギー利用経路に合流させる。
解糖系	無酸素でエネルギー産生を行うために，グルコースからピルビン酸，または乳酸までの過程。細胞質で行われる基質準位のリン酸化（基質レベルのリン酸化）反応。 なお，生成された乳酸は，肝臓へ送られてグルコースに変換される（コリ回路）。
クエン酸回路（電子伝達系を含む）	ミトコンドリアで行われ，酸素を使ってエネルギーを産生。基質準位のリン酸化反応と酸化的リン酸化（電子伝達系）があり，水と二酸化炭素を産出する。 なお，このときにできる水を酸化水（代謝水）という。
ペントースリン酸回路	リボース5リン酸の生成→DNA，RNAの合成（ヌクレオチド生成） NADPHの生成→脂肪酸，コレステロール等の合成に関与 細胞質で行われるが，エネルギーは産生しない。
糖新生	糖質以外（乳酸，アミノ酸など）からグルコースを生成する。 脂肪について，グリセロールからは糖新生がおこるが，脂肪酸からは行われない。
ウロン酸回路（グルクロン酸回路）	肝臓においてグルクロン酸を合成する。なお，グルクロン酸抱合は直接ビリルビン合成や解毒に関与する。また，ペントースリン酸回路にキシロース5-リン酸を供給する.

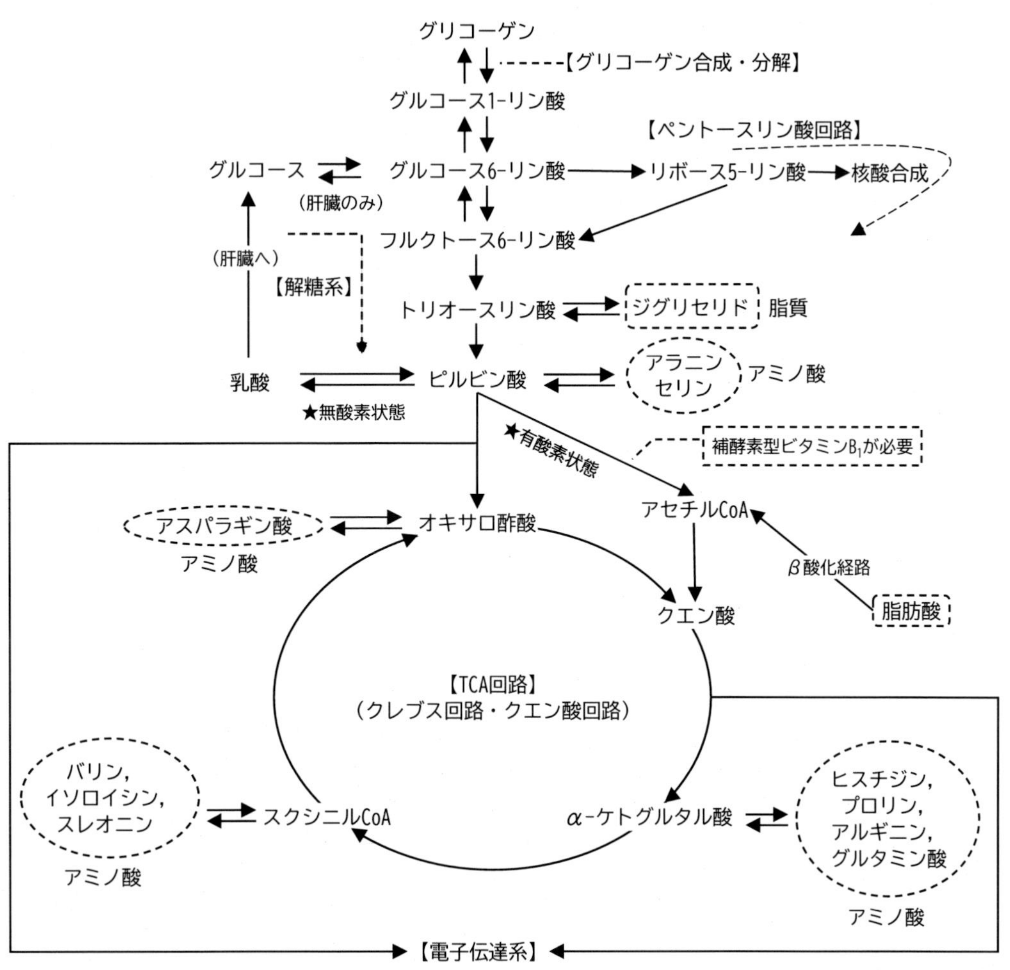

図2-7　糖質を中心としたエネルギー産生経路

（2）グリコーゲン合成・分解

グリコーゲン合成・分解経路の概略図を図 2-8 に示す。

グリコーゲン合成は，肝臓や筋肉において，**グリコーゲンシンターゼ**（**グリコーゲン合成酵素**）という酵素によってグルコースを連結してグリコーゲンを合成し，貯蔵する過程である。細胞内に取り込まれたグルコースは，肝臓では**グルコキナーゼ**，筋肉では**ヘキソキナーゼ**の作用によってリン酸化を受けてグルコース 6-リン酸となる。その後，グルコース 1-リン酸を経てウリジン三リン酸（UTP）をエネルギー源として UDP-グルコースとなる。この UDP-グルコースは，グリコーゲンシンターゼによってグリコーゲンの末端にα-1,4 結合で連結される。また，部分的に分枝酵素によって末端を切断してα1-,6 結合に付け替えることで枝分かれが発生する。

一方，**グリコーゲン分解**は，グリコーゲンを分解してグルコースに戻したり，解糖系につなげたりする過程である。**グリコーゲンホスホリラーゼ**によってα-1,4 結合を加リン酸分解してグルコース 1-リン酸とし，さらにホスホグルコムターゼによってグルコース 6-リン酸に戻される。その後，グルコースに戻すためには，**グルコース-6-ホスファターゼ**によってグルコース 6-リン酸を脱リン酸化する必要がある。このグルコース-6-ホスファターゼは，肝臓には存在するが筋組織には存在しない（図 2-9）。そのため，肝臓のグリコーゲンは，活動のためのエネルギー生成として直接解糖系につなげることはできないもののグルコースとして血糖値の維持に役立つが，筋肉のグリコーゲンは，グルコースに変換して血糖値を維持する目的に利用することはできないためそのまま解糖系に合流して活動のためのエネルギー源として利用される。なお，グルコース-6-ホスファターゼは，血糖値が高いときには活性が低下することから糖新生系の律速酵素といえる。

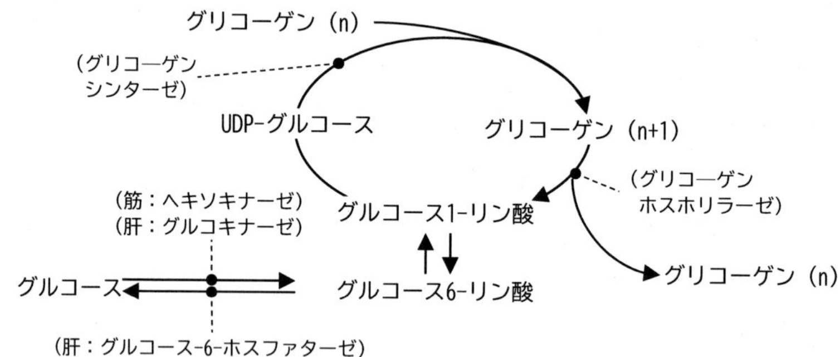

図2-8　グリコーゲン合成・分解経路の概略

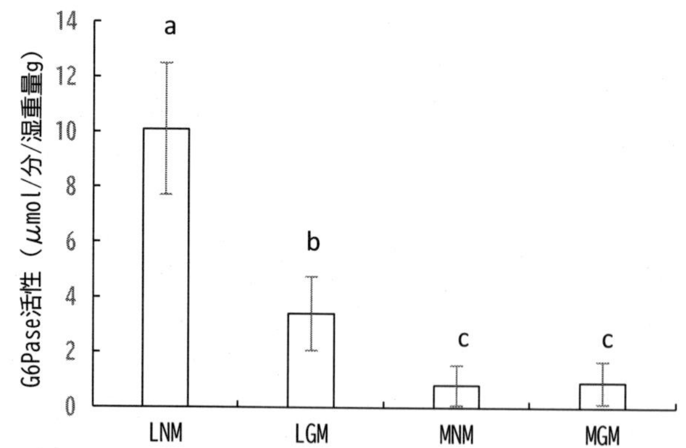

図2-9　肝臓と筋におけるグルコース-6-ホスファターゼ活性の比較

データは，平均値±SD（各反応液ごとに，反応16本×測定4本）。
粗酵素液は，鶏肝臓，または鶏むね肉（筋）。
緩衝液は，pH6.5マレイン酸緩衝液を基本として，食後想定としてのグルコース添加緩衝液は，20％濃度になるようにグルコースを基本緩衝液に溶解した。
LNM：肝粗酵素通常緩衝液　LGM：肝粗酵素グルコース添加緩衝液
MNM：筋粗酵素通常緩衝液　MGM：筋粗酵素グルコース添加緩衝液
反応液間の差の検定は，一元配置分散分析，およびScheffeの多重比較検定（両側検定）で行い，$p < 0.01$でもって有意と判定し，同じアルファベットを持たない反応液間に有意な差があるとして表現した。

（3）解糖系からクエン酸回路・電子伝達系までのエネルギー産生経路

解糖系は，細胞に取り込まれたグルコース（ブドウ糖）が，嫌気的条件下の連鎖反応で**ピルビン酸**または**乳酸**にリン酸化（**基質レベルのリン酸化：基質準位のリン酸化**）される過程で，細胞質で行われる（図 2-7 上半分）。なお，1 分子のグルコースから生成された 2 分子のピルビン酸は，無酸素状態では乳酸となり，有酸素状態では，ミトコンドリア内に取り込まれてピルビン酸が**ピルビン酸デヒドロゲナーゼ**によって**アセチル CoA** となるが，このときには**補酵素型ビタミン** B_1（**チアミン 2 リン酸，チアミンピロリン酸：TPP**）が必要である。なお，解糖系において，少量ではあるが生体内のエネルギー共通通貨である**アデノシン 3 リン酸（ATP）**が生成される。

ATP は，アデニン，リボース，3 個のリン酸からなるヌクレオチドである（図 2-10）。とくに**高エネルギーリン酸結合**を持つリン酸部分は，エネルギー担体として重要であり，リン酸部が加水分解によって無機リン酸を生ずるときに熱（自由エネルギー）が発生し，これをエネルギーとして利用している（ATP→ADP＋Pi）。また，ATP の加水分解によって生じた **ADP（アデノシン 2 リン酸）**は，**ニコチンアミドアデニンジヌクレオチド（NADH）**や**フラビンアデニンジヌクレオチド**（$FADH_2$）によって，ATP の再合成に利用することができる。なお，この反応はミトコンドリア内の**電子伝達系（酸化的リン酸化）**によって行われる。

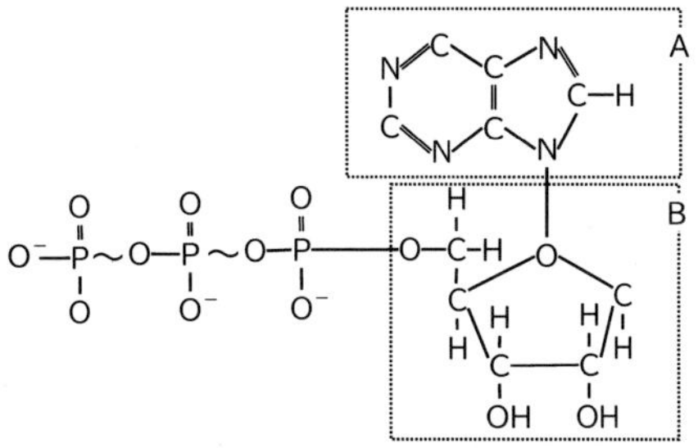

図2-10　ATPの構造
囲み枠Aは核酸塩基であるアデニン，囲み枠Bは五炭糖であるリボースである。
リン（P）の結合線（～）が高エネルギーリン酸結合である。

また，解糖系によって生じた**乳酸**は，細胞外に放出されて血液の流れに乗って肝臓に運ばれ，**乳酸脱水素酵素**によってピルビン酸に変換された後，**糖新生**によってグルコースに再生される。この過程を，**コリ回路（乳酸回路）**という。

クエン酸回路（TCA 回路，または クレブス回路ともいう）は，ミトコンドリアに取り込まれたピルビン酸から変化したアセチル CoA が**オキサロ酢酸**と一緒になって**クエン酸**になるところから開始される。クエン酸回路は，ミトコンドリアのマトリクスでイソクエン酸，**α-ケトグルタル酸（2-オキソグルタル酸）**，スクシニル CoA，コハク酸，フマル酸，リンゴ酸と連鎖反応で変化し，オキサロ酢酸になって一周する反応回路である（図 2-7 下半分）。この反応過程と並行してミトコンドリア内膜に存在する**電子伝達系**との協働によって有酸素的に二酸化炭素と水に完全酸化され，大量の ATP が生成される。解糖系から TCA 回路までの一連のこの代謝反応（グルコースの完全酸化）を化学式で示すと，利用する概算値や組織によって異なるが一般には次のようになる。

$$C_6H_{12}O_6 + 6O_2 \rightarrow 6CO_2 + 6H_2O$$ （+38 ないし 36ATP）※

※ 解糖系部分では理論上 4ATP が生成されるが，グルコースのリン酸化とフルクトース 6-リン酸のリン酸化でそれぞれ 1ATP の合計 2ATP が消費されるため

（4）ペントースリン酸回路

ペントースリン酸回路は，グルコース 6-リン酸から**ペントース**および **NADPH（還元型ニコチンアミドアデニンジヌクレオチドリン酸）**を生成する複雑な反応である。この回路の目的は ATP 産生ではなく，次のような生理的意義を持つ。

① 脂肪酸やステロイド合成などの合成過程に必要な水素供与体となる NADPH の生成を行う。
② 核酸（ヌクレオチド）生成に必要なペントース（リボース 5-リン酸）の生成。なお，5 分子（5 個）のヘキソース（炭素 6 個×5 分子＝炭素 30 個）からは 6 分子（6 個）のペントース（炭素 5 個×6 分子＝炭素 30 個）が生成される。
③ 食物から摂取されたペントースを解糖系に導入する。

（5）糖新生

糖新生は，血糖値が低下した時に新しくグルコースを生成して血糖値を上昇させる機構である。血糖値の低下は，原則として血糖（グルコース）のみを利用している脳においては深刻な問題となる。また，嫌気的な環境下

にある網膜細胞や腎髄質，ミトコンドリアを有さない赤血球など解糖系にエネルギー供給を依存している組織・細胞にとっても重要である。通常，肝臓には重量の 2～8%（筋組織の場合は 1～2%）のグリコーゲンが貯蔵されているとされるが，食事によって十分に糖質供給がされない場合，半日～1 日程度で枯渇するため，糖以外の物質をグルコースに変換する必要がある。この糖新生のための材料の主なものは次の 3 つである。

① 筋たんぱく質分解によって生じるアミノ酸

② 脂肪細胞に蓄積された中性脂肪（トリアシルグリセロール）の分解によって生じるグリセロール

※ ミトコンドリア内でのピルビン酸からアセチル CoA への変化は不可逆的である。また，クエン酸回路が 1 回転する間に 1 分子のアセチル CoA に相当する 2 分子の炭素原子は，2 分子の CO_2 になって遊離するため，ミトコンドリア内のアセチル CoA は，オキサロ酢酸からの糖新生にはカウントすることができない。したがって，ミトコンドリア内で進行する脂肪酸代謝であるβ酸化（第 3 章 5）脂質のエネルギー利用　参照）によって生じたアセチル CoA もピルビン酸に変換されないため，脂肪酸は糖新生系に入ってグルコース合成はできないことになる。

③ 嫌気的エネルギー産生によって生じる乳酸である。

なお，参考として乳酸処理としての糖新生である**コリ回路**とその関連としての**グルコース・アラニン回路**の概略を図 2-11 に記す。

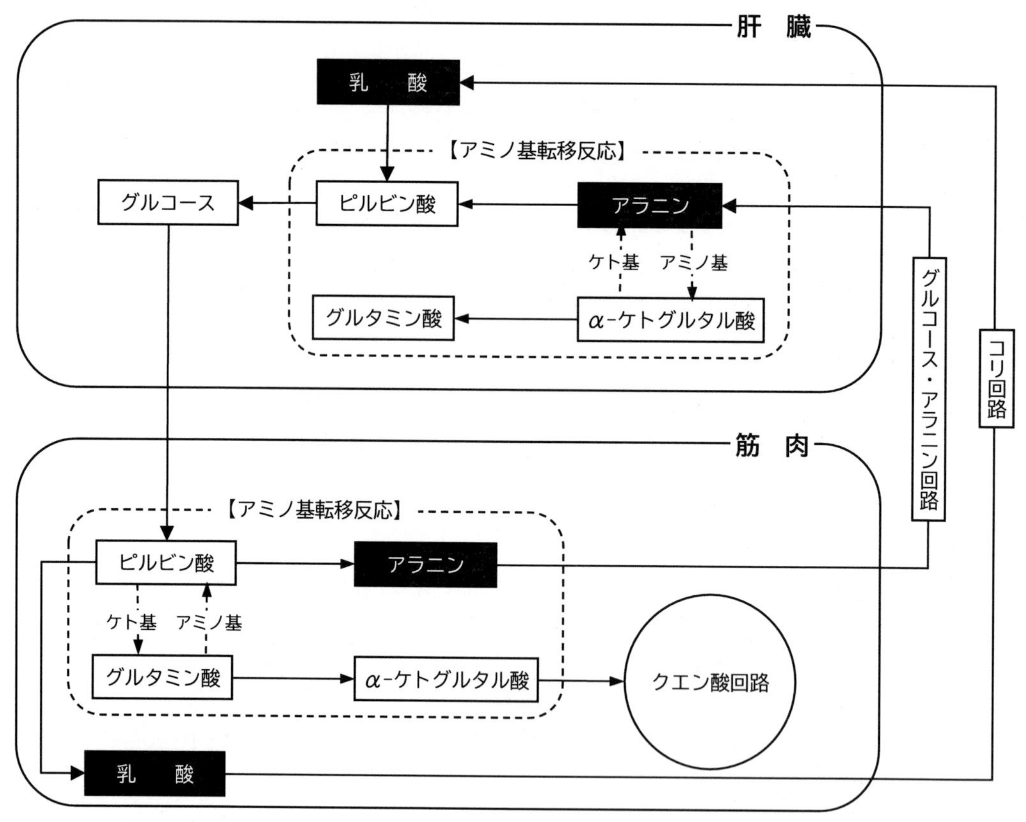

図2-11　コリ回路とグルコース・アラニン回路

臨床栄養への接続

早朝空腹時血糖 126mg/dL（7mmol/L）以上，随時血糖値 200mg/dL 以上，75g 経口ぶどう糖負荷試験（75gOGTT）2 時間値 200mg/dL 以上，HbA1c（糖化ヘモグロビン A1c）6.5%以上の所見を判断して糖尿病と診断する。

糖尿病の主たる合併症として糖尿病性腎症が挙げられる。血液透析が必要とされる末期の腎不全患者 32 万人を超えている現在，その原因の 40%以上が糖尿病とされるが，2018 年 9 月 19 日に糖尿病ネットワーク（http://www.dm-net.co.jp/calendar/2018/028456.php）によって，『腎臓への負担は，糖尿病と診断されるほどではないが血糖値が高くなる糖代謝異常と肥満のある「糖尿病予備群」の段階から始まっている』という大阪市立大学の研究グループによる報告の情報を発信している。また，この糖尿病性腎症は，持続した高血糖状態による腎微小血管の損傷によるものであるが，この微小血管損傷によって，糖尿病性網膜症や神経症といった合併症に進展する場合もあるだけでなく，血圧上昇と大血管損傷をも引き起こし，心筋梗塞や脳梗塞に進展する場合もある。

高血糖が持続すると，グルコースと非酵素的に結合する血液中のたんぱく質（AGEs）が増加する。この AGEs の増加が血管損傷などに関係していることが分かってきている。この AGEs の増加の可能性をモニターするものとして，糖化ヘモグロビン A1c（HbA1c）などがある。HbA1c は，赤血球中のヘモグロビン A にグルコース 1 分子が結合したもので，赤血球の寿命が 120 日であることを利用して，HbA1c 値から過去 1〜2 ヶ月の平均血糖値を推定することができる。また，血中フルクトサミン（グリコアルブミン）は，血漿中のアルブミンとグルコースが結合したもので，アルブミンの半減期が 20 日であることから，過去 1〜2 週間の平均血糖値を推定できる

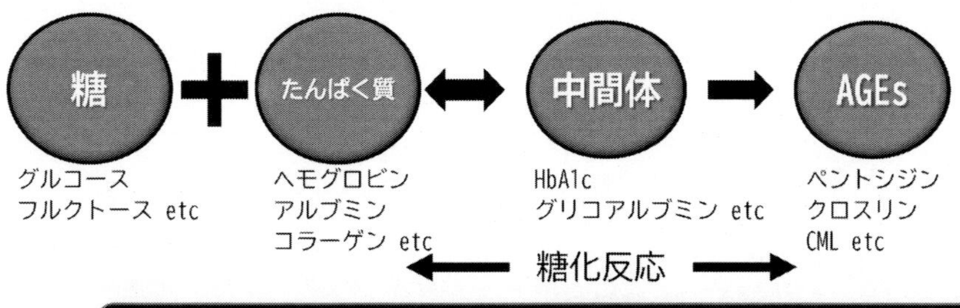

AGEs：Advanced Glycation Endproducts
【最終糖化産物】

第３章　脂質の栄養

1．脂質とは

食品中の成分で次のようなものを**脂質**という。

①　水に溶けず，クロロホルムやエーテルなどの有機溶媒に溶ける。

②　構造上，エステル結合やアミド結合の形で脂肪酸を持つ。

③　生体で利用される物質（①，②を満たしても生体で利用されないと脂質とはいえない）。

脂質は，生体で体構成成分としてだけでなく，生理活性物質やその前駆体としても重要である。また，エネルギー源ともなり，アトウォーター係数では 1g あたり 9kcal のエネルギーとなる。

2．脂質の分類

1）単純脂質

単純脂質は，脂肪酸と図 3-1 に示すような三価アルコールであるグリセロールに**脂肪酸**が**エステル結合**した**アシルグリセロール**（グリセリド）のほかに，高級アルコールや，ステロールと脂肪酸のエステルである蝋やワックスがある。

アシルグリセロールには，脂肪酸が 1 分子結合している**モノアシルグリセロール**（**モノグリセリド**），2 分子の脂肪酸が結合している**ジアシルグリセロール**（**ジグリセリド**），そして 3 分子の脂肪酸が結合している**トリアシルグリセロール**（**トリグリセリド**）がある。この 3 つのうち，トリアシルグリセロールが脂質の中で最も主要なものであり，**中性脂肪**といわれる。

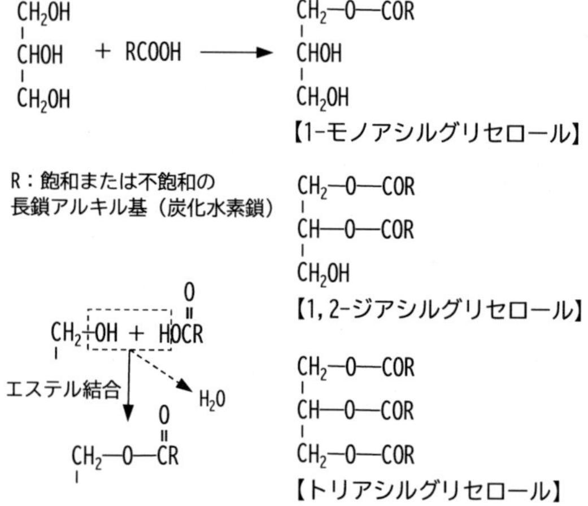

図3-1　アシルグリセロール（中性脂肪）の構造

グリセロールの性質は，結合している脂肪酸の性質に影響を受け，融点の低い不飽和脂肪酸が結合しているグリセロールが豊富な植物油や魚油は，通常常温で液体もしくは液体に近い形であるが，融点の高い飽和脂肪酸の多いラードなど陸生動物の脂肪は，常温で固形である（本章３-３）を参照）。

なお，ステロールと脂肪酸がエステル結合したものをステロールエステルといい，生体内の**コレステロール**は，図 3-2 のようなエステル型が多い。

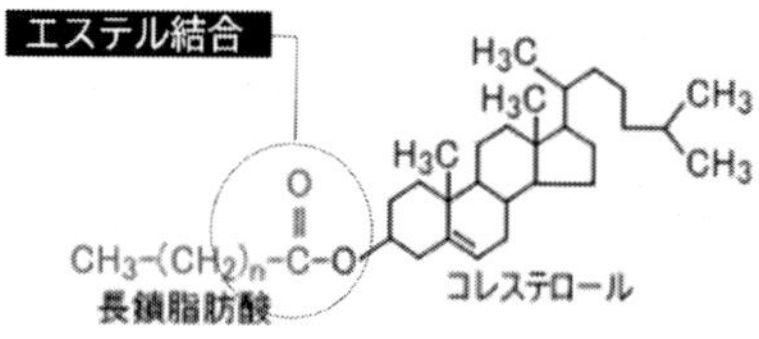

図3-2　コレステロールエステルの構造

2）複合脂質と誘導脂質

アルコールと脂肪酸のエステル（単純脂質）に，さらにリン酸や窒素化合物，糖，硫酸などを含む脂質を**複合脂質**といい，単純脂質や複合脂質を加水分解して生成した物質のうち，水に不溶で溶剤に溶けるといった脂質の性質を持ったいわゆる不ケン化物を**誘導脂質**という。

複合脂質は，先に記したようにアルコールと脂肪酸のエステル（単純脂質）に加えて，その分子内にリン酸，糖，あるいは含窒素化合物を含むため，１つの分子内に疎水性の炭化水素と親水性の極性基の両方を併せ持つ極性脂質（両親媒性）であるため，石鹸のような界面活性剤の作用を示す。

複合脂質には，リン酸が結合している**リン脂質**（生体膜を構成するほか，代謝系や酵素系など生理活性を有する）や，糖が結合している糖脂質，たんぱく質と結合している**リポたんぱく質**（中性脂肪，コレステロールなどの脂質や脂溶性成分の輸送体）などがある。

なお，リン脂質には，アルコールの一種である**スフィンゴシン**に脂肪酸が結合したセラミドにリン酸などが結合したスフィンゴリン脂質と総称されるものもがあり，これにコリンが結合している**スフィンゴミエリン**は，脳や神経組織に存在している。

誘導脂質は，脂肪酸やコレステロールのようなステロール類，脂溶性ビタミン類，脂肪族アルコール類，脂肪族炭化水素などがこれに属する。

3．脂肪酸

1）脂肪酸とは

脂肪酸は，中性脂肪や複合脂質の構成素として結合しており，その構造は，炭化水素鎖が一列に連なったカルボン酸であり，表3-1に示すもののほかにも多種類が存在する。

表3-1　代表的な脂肪酸

分　類	名称（慣用）	分子式	示性式	炭素数：二重結合数
飽　和	酪酸	$C_4H_8O_2$	$CH_3(CH_2)_2COOH$	4：0
	カプロン酸	$C_6H_{12}O_2$	$CH_3(CH_2)_4COOH$	6：0
	カプリル酸	$C_8H_{16}O_2$	$CH_3(CH_2)_6COOH$	8：0
	カプリン酸	$C_{10}H_{20}O_2$	$CH_3(CH_2)_8COOH$	10：0
	ラウリン酸	$C_{12}H_{24}O_2$	$CH_3(CH_2)_{10}COOH$	12；0
	ミリスチン酸	$C_{14}H_{28}O_2$	$CH_3(CH_2)_{12}COOH$	14：0
	パルミチン酸	$C_{16}H_{32}O_2$	$CH_3(CH_2)_{14}COOH$	16：0
	ステアリン酸	$C_{18}H_{36}O_2$	$CH_3(CH_2)_{16}COOH$	18：0
	アラキジン酸	$C_{20}H_{40}O_2$	$CH_3(CH_2)_{18}COOH$	20：0
	ベヘン酸	$C_{22}H_{44}O_2$	$CH_3(CH_2)_{20}COOH$	22：0
一価 不飽和	ミリストレイン酸	$C_{14}H_{26}O_2$	$CH_3(CH_2)_3CH{=}CH(CH_2)_7COOH$	14：1　n-5系（Δ9）
	パルミトレイン酸	$C_{16}H_{30}O_2$	$CH_3(CH_2)_5CH{=}CH(CH_2)_7COOH$	16：1　n-7系（Δ9）
	オレイン酸	$C_{18}H_{34}O_2$	$CH_3(CH_2)_7CH{=}CH(CH_2)_7COOH$	18：1　n-9系（Δ9）
多価 不飽和	リノール酸	$C_{18}H_{32}O_2$	$CH_3(CH_2)_4CH{=}CHCH_2CH{=}$ $CH(CH_2)_7COOH$	18：2　n-6系（Δ9,12）
	α-リノレン酸	$C_{18}H_{30}O_2$	$CH_3CH_2CH{=}CHCH_2CH{=}$ $CHCH_2CH{=}CH(CH_2)_7COOH$	18：3　n-3系（Δ9,12,15）
	γ-リノレン酸	$C_{18}H_{30}O_2$	$CH_3(CH_2)_4CH{=}CHCH_2CH{=}$ $CHCH_2CH{=}CH(CH_2)_4COOH$	18：3　n-6系（Δ6,9,12）
	アラキドン酸	$C_{20}H_{32}O_2$	$CH_3(CH_2)_4CH{=}CHCH_2CH{=}$ $CHCH_2CH{=}CHCH_2CH{=}$ $CH(CH_2)_3COOH$	20：4　n-6系（Δ5,8,11,14）
	イコサペンタエン酸	$C_{20}H_{30}O_2$	$CH_3CH_2CH{=}CHCH_2CH{=}$ $CHCH_2CH{=}CHCH_2CH{=}$ $CHCH_2CH{=}CH(CH_2)_3COOH$	20：5　n-3系（Δ5,8,11,14）
	ドコサヘキサエン酸	$C_{22}H_{32}O_2$	$CH_3CH_2CH{=}CHCH_2CH{=}$ $CHCH_2CH{=}CHCH_2CH{=}$ $CHCH_2CH{=}CHCH_2CH{=}$ $CH(CH_2)_2COOH$	22：6　n-3系（Δ4,7,10,13,16,19）

２）脂肪酸の分類

脂肪酸は，炭化水素の鎖長，二重結合の数や位置，二重結合の立体配置などによって様々なグループに分類が可能である。

（１）炭化水素の鎖長による分類

炭化水素の鎖長による分類とは，炭化水素鎖の長短によるものであり，炭化水素の炭素数が 2〜6 個以下のものを**短鎖脂肪酸**（低級脂肪酸），7〜12 個未満のものを**中鎖脂肪酸**，それ以上の長さのものを**長鎖脂肪酸**（高級脂肪酸）という。なお，天然に存在する脂肪酸の炭素数は，偶数のものがほとんどであるが，奇数鎖のものや水酸基や炭素環を持つものもある。

（２）二重結合の数による分類

脂肪酸の二重結合を**不飽和二重結合**という。脂肪酸は，図 3-3 に示すように，不飽和二重結合の有無で，**飽和脂肪酸**（不飽和二重結合を持たない）と**不飽和脂肪酸**（不飽和二重結合を持つ）に分類できる。さらに，不飽和脂肪酸のうち，不飽和二重結合が１つものを**一価不飽和脂肪酸**といい，それ以上のものを**多価不飽和脂肪酸**（高度不飽和脂肪酸）という。

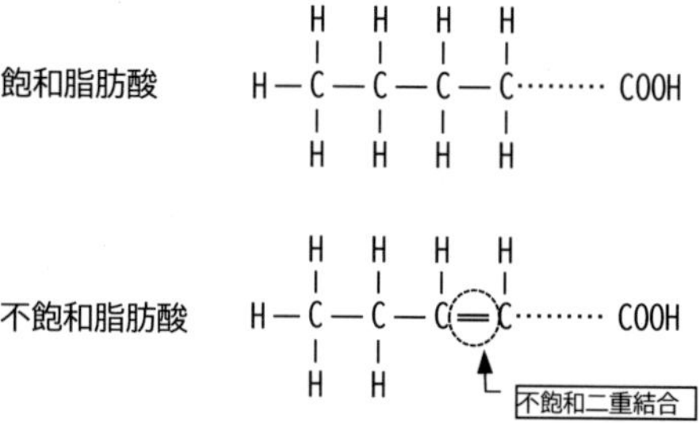

図3-3　飽和脂肪酸と不飽和脂肪酸の基本構造

（３）不飽和脂肪酸の二重結合位置による分類（代謝系列）

不飽和脂肪酸は，二重結合の位置でも分類が可能である。

脂肪酸の炭素の番号は，図 3-4 に示すように，カルボキシ基の炭素を１番，次が２番，３番と数えることから，炭素数 n 個の脂肪酸の場合，末端のメチル基の炭素は n 番目とすることができる。そこで，不飽和二重結合の位置は，例えば９番目と 10 番目の間にあれば“Δ9”のように，この番号で示される。また，カルボキシ基の隣にある炭素を α 位，次が β 位といい，末端のメチル基の炭素を ω 位という。そこで，末端メチル基（n 番）を ω1 とし，α 側に向かって ω2，ω3 と順に数える方法もある。この場合，メチル基側から数えて初めての不飽和二重結合の位置が，例えばメチル基側から n-3 番目であれば ω3 となる。

脂肪酸は，体内で炭素鎖長を変えることが可能である。また，生体内では，飽和脂肪酸のステアリン酸から一価不飽和脂肪酸であるオレイン酸を合成できるが，多価不飽和脂肪酸の合成はできない。その一方で，すでに不飽和脂肪酸であるものについては，不飽和二重結合の数を変えることは可能である。しかし，この不飽和二重結合の導入や炭化水素鎖長の変更は，ω側から数えて最初の二重結合より前でのみ可能であり，ω側から数えた最初の二重結合の位置は不変である。そのため，n-3（ω3）系列，n-6（ω6）系列というようにグ分類することが可能である。これを**代謝系列**という。

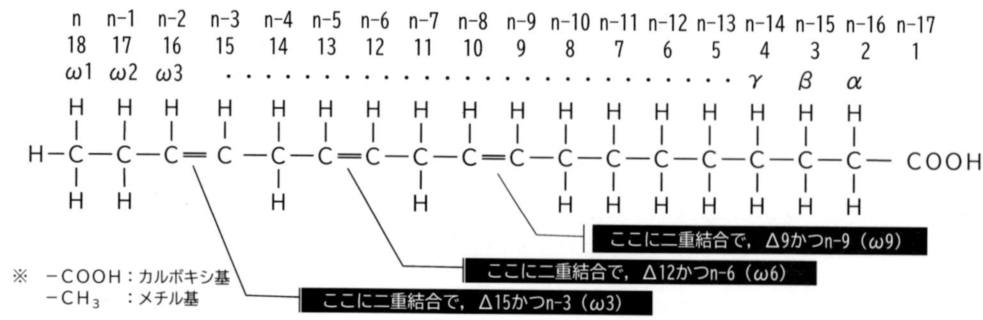

図3-4　α-リノレン酸を例とした炭素の数え方と二重結合のアドレス表示法

α-リノレン酸は，C18：3（Δ9,12,15）のn-3（ω3）系列の多価不飽和脂肪酸である。

（４）不飽和脂肪酸の立体配置による分類（シス型とトランス型）

不飽和二重結合を持つ脂肪酸は，図 3-5 に示すように不飽和二重結合に対して同じ側に水素が結合した**シス型**と反対側（対角）にある**トランス型**の立体異性体を生じる。

天然脂肪酸のほとんどがシス型構造で折れ曲がりの分子構造をとっているが，植物油や魚油からマーガリンやショートニングなどの作成時に部分的に水素添加して人工的に脂肪酸を合成することによって，トランス型脂肪酸が含まれる。トランス型の脂肪酸は，対応するシス型脂肪酸に比べて融点が高く，酸化に対する安定性も高くなる。しかし，トランス型脂肪酸は，飽和脂肪酸以上に血中コレステロール（とくに LDL 濃度）を上昇させ，HDL を低下させることから動脈硬化や心疾患，脳卒中のリスクを高める。

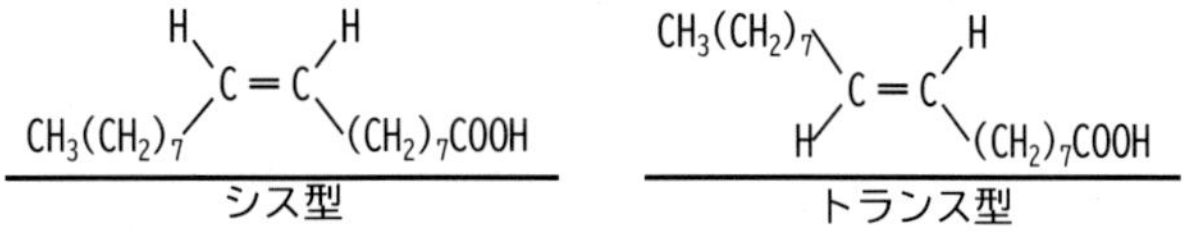

図3-5　脂肪酸（オレイン酸）の立体異性体

３）脂肪酸と中性脂肪の性質

本章２-１）で記したように，中性脂肪の性質は結合している脂肪酸の性質に影響を受ける。

飽和脂肪酸は棒状であり化学的に安定しているために結晶中で分子は配列しやすく，不飽和脂肪酸に比べると融点が高い。また，パルミチン酸（分子量 256.43，炭素数 16）の融点は 63℃であるが，ステアリン酸（分子量 284.48，炭素数 18）の融点は 70.5℃と炭素鎖が長いほど融点は高くなることから，長鎖の飽和脂肪酸を多く含む脂質は常温で固形になりやすく，陸生生物に多く含まれる。なお，ヒトの体脂肪も飽和脂肪酸が多いことから，飽和脂肪酸の過剰摂取は，体内でのコレステロールや中性脂肪合成の材料となるため，肥満，脂質異常症，動脈硬化，ひいては心筋梗塞や脳梗塞の要因となる。

一方，不飽和脂肪酸は鎖長よりも立体構造の方が影響しており，炭化水素鎖中の二重結合でシス型に折れ曲がることにより配向性が悪くなり，融点が大きく下がる。そのため，飽和脂肪酸に比べて全体的に融点が低いことに加え，不飽和度が上がるほど融点は低くなることから，不飽和脂肪酸を多く含む脂質は常温で液体となりやすい傾向がある。なお，不飽和脂肪酸のうち，とくに**イコサペンタエン酸**（**EPA**：**エイコサペンタエン酸**とも呼ばれる）や**ドコサヘキサエン酸**（**DHA**）といった水生生物に多く含まれる多価不飽和脂肪酸は，脂質異常症や動脈硬化のリスクを低減するとして注目を受けている。しかし，化学的に不安定であり，過酸化されやすいため，**ビタミンＥ**など抗酸化成分の必要量（最低限摂取すべき量）が増大する。

４）必須脂肪酸

ある種の脂肪酸欠乏により，種々の健康障害が発生する。多価不飽和脂肪酸のうち**リノール酸**，**α-リノレン酸**，**アラキドン酸**がこれに相当する。リノール酸（n-6 系列）や α-リノレン酸（n-3 系列）はヒトの体内で生合成ができず，また，アラキドン酸（n-6 系列）は同じ n-6 系列のリノール酸から生成が可能ではあるが，体内で必要とする量を生成することができないため，食事から摂取する必要がある。これらの脂肪酸を**必須脂肪酸**という。この必須脂肪酸は，平滑筋の刺激や血圧調節，体温調節，血小板機能，炎症，疼痛反応などに関与する**プロスタグランジン**，**ロイコトリエン**，**トロンボキサン**など**イコサノイド**（**エイコサノイド**）と呼ばれる生理活性物質の合成にも利用される。また，イコサペンタエン酸やドコサヘキサエン酸は，同じ n-3 系脂肪酸である α-リノレン酸から生成されるが，その生理的効果（本章６参照）から必須脂肪酸に数えることもある。

４．脂質の消化吸収

１）中性脂肪の消化・吸収

脂質の消化は，脂肪分解酵素である**リパーゼ**による加水分解で行われる。小腸以前では，胃液にリパーゼが含まれる。しかし，一般にリパーゼが働くための pH（至適 pH）は 7～9 である（生物種や分泌部位で差異はある）のに対して，胃液の pH は 1～2 と非常に酸性度が高いために活性をほとんど示さず，たんぱく質分解酵素によってたんぱく質から分離された脂質が，ある程度加水分解されて**エマルション**化（**乳化**：水の中に油が，または油の中に水が分散した状態）されるにとどまる。したがって，脂質の本格的な消化は，膵臓から十二指腸上部に分泌される膵液に含まれる**膵リパーゼ**によって行われる。

胃から送られ酸性状態にある消化粥が十二指腸に到達すると，消化管ホルモンである**セクレチン**の作用によって，膵臓から消化酵素は少ないものの，重炭酸イオンに富むアルカリ性の膵液分泌が促されて消化粥を中和する。続いて，消化管ホルモンである**コレシストキニン**（コレシストキニン・パンクレオザイミン：**CCK**-PZ）の作用により，胆嚢が強く収縮されて**胆汁**分泌が促進される。この胆汁には消化酵素は含まれないが，胆汁に含まれる**胆汁酸塩**よって，脂肪は**ミセル**（分子間力による多数の分子の集合体）を形成し，水溶性である消化酵素の作用を受けやすくなる。CCK は，さらに様々な消化酵素に富む膵液の分泌を促し，膵液中のリパーゼによって脂質の大部分がモノグリセリド，一部がグリセロールと脂肪酸に分解される。

グリセロールは親水性であり，短鎖脂肪酸や中鎖脂肪酸は分子が小さいことから胆汁酸塩との結合（複合）ミセルとなって，そのまま小腸壁から拡散によって吸収されて肝門脈を経て肝臓に入る。しかし，長鎖脂肪酸やモノグリセリドは水不溶性であり分子も大きいためそのままでは血管には取り込めない。そこで，小腸上皮細胞内でモノグリセリドに血管に取り込むことができなかった長鎖脂肪酸を再結合してトリグリセリドを再合成し，アポたんぱく質と結合した**リポたんぱく質**である**キロミクロン**としてリンパ管に取り込み，胸管を上行して鎖骨下静脈に分泌されて大静脈系に合流し，全身に運ばれる。

２）コレステロールの消化・吸収

食品中のコレステロールは脂肪酸とのエステル型が多いが，これも胆汁酸塩によって可溶化されてミセルとなり，膵液中のコリンエステラーゼによってコレステロールと脂肪酸に分解される。その後，小腸吸収上皮細胞内で再合成されたトリグリセリドと共にリポたんぱく質のキロミクロンを構成してリンパ管に入る。ただし，コレステロールの吸収率は非常に低いことから，血中コレステロールの大部分は，体内で合成された内因性である（本章５-３）参照）。

３）胆汁の組成と胆汁酸の腸肝循環

胆汁には消化酵素は含まれていないが，表 3-2 に示すように脂肪酸やコレステロール等を含んでおり，体内コレステロールの排泄にも関わっている。

脂質の消化に関与する胆汁成分として**胆汁酸**がある。肝臓で生成される胆汁酸は**一次胆汁酸**と呼ばれ，コレステロールからいくつかの中間段階を経て作られる。主なものはコール酸とケノデオキシコール酸であるが，これらは細胞毒性を持つため，肝臓ではタウリンやアミノ酸であるグリシンと抱合して**胆汁酸塩**として存在している。これら一次胆汁酸は胆のうに集められて濃縮され，胆汁

表3-2　胆汁の組成

	肝胆汁	胆嚢胆汁
水	7.50 g/dL	92.0 g/dL
胆汁酸塩	1.10	6.0
ビリルビン	0.04	0.3
コレステロール	0.10	0.3～0.9
脂肪酸	0.12	0.3～1.2
レシチン	0.04	0.3
Na^+	145.00 mEq/L	130.0 mEq/L
K^+	5.00	12.0
Ca^{2+}	5.00	23.0
Cl^-	100.00	25.0
HCO_3^-	25.00	10.0

Guyton, A.C.: Textbook of Medical Physiology, 7th ed. Saunders, 1986.

（一次胆汁酸，コレステロール，**胆汁色素**である**ビリルビン**の混合物）として十二指腸上部の**ファーター乳頭**に分泌される。その後，小腸の腸内細菌によってさらに変換されて**二次胆汁酸**となる。なお，コール酸由来の二次胆汁酸はデオキシコール酸，ケノデオキシコール酸由来の二次胆汁酸はリトコール酸という。

胆汁として十二指腸に分泌された胆汁酸（抱合体）は，摂取された脂肪とミセルを形成してリパーゼの作用を助けるが，その多く（98%以上）は，小腸下部（回腸）で再吸収されて，肝門脈を経て肝臓に運ばれて再利用される。これを**腸肝循環**という。なお，ごくわずかな胆汁酸は，食物繊維などとともに排泄される（図 3-6）。

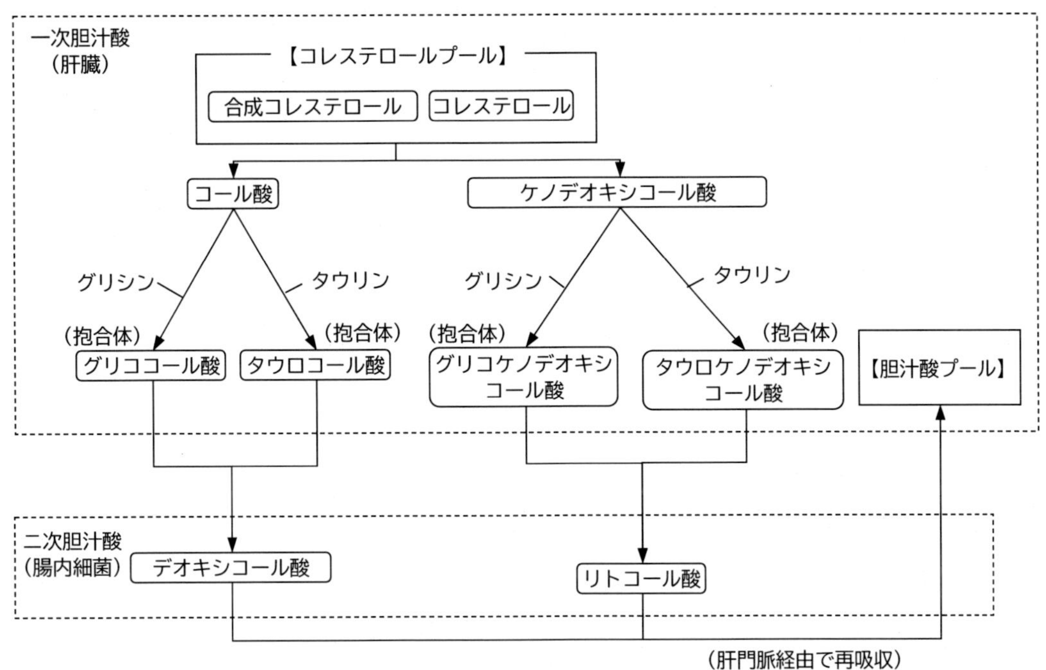

図3-6　胆汁酸の腸肝循環

5．脂質の体内輸送と代謝

哺乳類における脂質代謝で重要なものは，トリグリセリド，リン脂質，およびコレステロールである。脂質は，体内で 1g あたり 9kcal と糖質やたんぱく質に比べて効率の良いエネルギー源であり，構造を保持するために水を必要としないことから，少ない体積で貯蔵できる点でも優れたエネルギー貯蔵体といえる。

1）脂質の体内輸送

（1）リポたんぱく質

脂質は，疎水性であるため，生体内を循環するためには，たんぱく質（**アポリポたんぱく質：アポたんぱく質**）と結合した複合脂質である**リポたんぱく質**になる必要がある。

図 3-7 に示すように，疎水性である中性脂肪やコレステロールは，親水性のアポたんぱく質とリン脂質によって構成される膜の中に，油滴（ミセル様構造）を形成して，親水性を示す球状のリポたんぱく質として存在している。

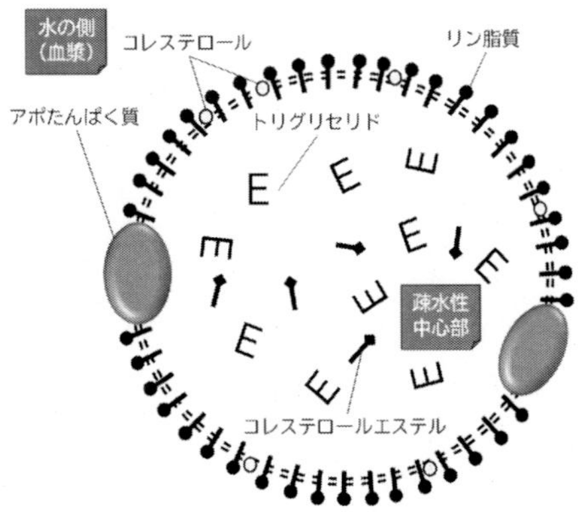

図3-7　リポたんぱく質の基本構造のイメージ

（2）リポたんぱく質の種類

リポたんぱく質は，表 3-3 に示すように，比重によって**キロミクロン**（**カイロミクロン：CM**），**超低比重リポたんぱく質**（**VLDL**），**中間型比重リポたんぱく質**（**IDL**），**低比重リポたんぱく質**（**LDL**），**高比重リポたんぱく質**（**HDL**）などに分類される。なお，この比重は，それぞれのリポたんぱく質を構成しているたんぱく質の構成割合が最も影響する（脂質に比べてたんぱく質の比重は高い）が，脂質系成分（とくにトリグリセリド）とコレステロールエステルおよびコレステロールの構成割合も影響している（トリグリセリドは，コレステロールエステルやコレステロールに比べて比重が低い）。

表3-3　リポたんぱく質の種類と組成

		キロミクロン	VLDL	IDL	LDL	HDL
比　重		＜0.96	0.96～1.006	1.006～1.019	1.019～1.063	1.063以上
直　径		800Å以上	300～800	220～300	190～220	70～220
脂質	トリグリセリド	85%	55	24	10	5
	コレステロールエステル	5%	12	33	37	18
	遊離コレステロール	2%	7	13	8	6
	リン脂質	6%	18	12	22	29
たんぱく質		2%	8	18	23	42

（3）リポたんぱく質の機能と代謝

①　キロミクロン

キロミクロン（**CM**）は小腸粘膜上皮細胞で作られ，消化管から吸収された食事性（外因性）のトリグリセリドを末梢の脂肪組織や筋肉に運搬する大型のリポたんぱく質（外因性脂質輸送系）である（図 3-8）。なお，脂溶性ビタミンの吸収・運搬にも関与する。リンパ管から血液循環に移行して血中を流れる間に，脂肪組織，心臓，筋肉などの血管上皮細胞上に存在する**リポたんぱく質リパーゼ**（**LPL**）の作用で，キロミクロン中のトリアシルグリセロールが遊離脂肪酸とグリセロールに分解される。遊離脂肪酸はそれぞれの組織に取り込まれ，キロミクロンの脂質の輸送の役割は終了する。

②　超低比重リポたんぱく質

超低比重リポたんぱく質（**VLDL**）は，肝臓で合成した脂質を肝外組織に運ぶリポたんぱく質のグループ（内因性脂質輸送系）である。主に糖やアルコールから生成された脂肪酸を材料にして肝臓で作られた内因性トリグリセリドと，構成比率は低いが内因性コレステロールを脂肪組織や筋肉へ運ぶ（図 3-8）。

③　中間型比重リポたんぱく質

中間型比重リポたんぱく質（**IDL**）も，肝臓で合成した脂質を肝外組織に運ぶリポたんぱく質のグループ（内因性脂質輸送系）である。肝臓で合成された脂質は VLDL となって血中に放出されるが，流れている間にリポたんぱく質リパーゼ（LPL）の作用で徐々にトリアシルグリセロールを失ってサイズが小さくなって IDL となる（図 3-8）。

④　低比重リポたんぱく質

低比重リポたんぱく質（**LDL**）も，肝臓で合成した脂質を肝外組織に運ぶリポたんぱく質のグループ（内因性脂質輸送系）である。肝臓で合成されたコレステロールは，トリアシルグリセロールと同様に VLDL で運ばれるが，コレステロールは LPL 作用を受けないため，VLDL が小型化（比重が低下）するにつれてコレステロール含量は高くなるため，“LDL は肝臓で合成されたコレステロールを肝外組織に運搬する”と表現される（図 3-8）。LDL は，コレステロールの含有量が最も高いリポたんぱく質のため，動脈硬化促進因子として**悪玉コレステロール**と呼ばれる（LDL 濃度が高値であると，動脈硬化や心筋梗塞など循環器系疾患に罹患しやすくなる）。なお，LDL は肝外組織の細胞表面にある LDL 受容体（LDL-レセプター）を介して組織に取り込まれ，その後リソソームで加水分解を受けて消滅する。

⑤　高比重リポたんぱく質

高比重リポたんぱく質（**HDL**）は，肝臓と小腸で合成され，末梢組織からコレステロールを肝臓に回収運搬する役割を持つ（逆行性コレステロール輸送系）。HDL の働きは，末梢の細胞膜から拡散によりコレステロールを受け取り，それを肝臓に運ぶことであり，細胞膜やリポたんぱく質で過剰となったコレステロールを除去する働きとして重要である（図 3-8）。そのため，HDL コレステロールは動脈硬化抑制に働くため，**善玉コレステロール**と呼ばれる（疫学調査の結果，血清 HDL 濃度が低値の場合，心疾患への罹患率が高くなることが明らかにされている）。

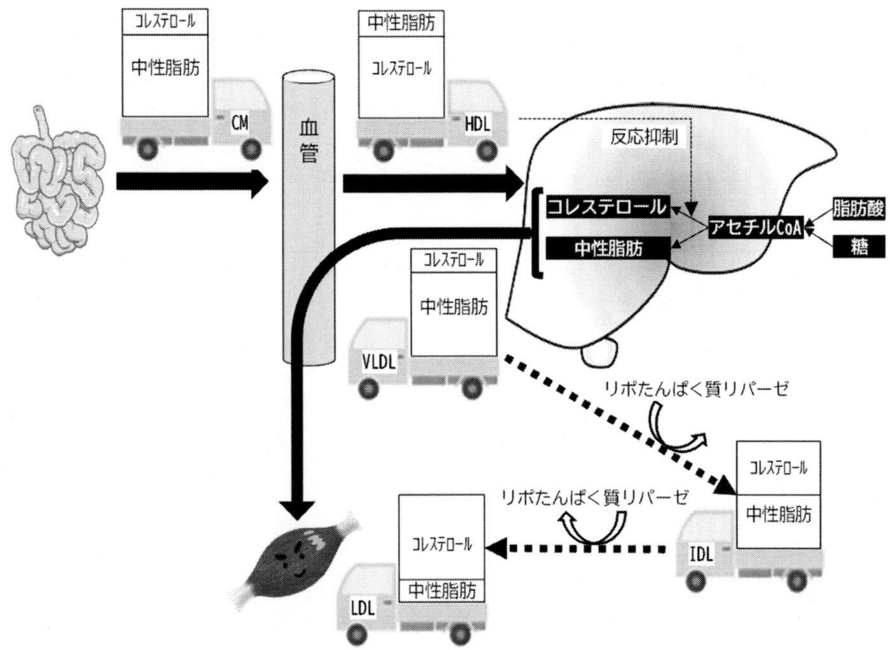

図3-8　リポたんぱく質による脂質輸送のイメージ

2）中性脂肪の合成・貯蔵

体内脂質のほとんどはトリグリセリドであり，摂取した脂肪の消化によって生じた脂肪酸や，代謝によって生成された**アセチル CoA** から脂肪酸が合成された後，トリグリセリドが合成される。

アセチル CoA は，図 3-9 に示すように，脂肪酸代謝から合成のほか，解糖系で糖質から生成されたピルビン酸やたんぱく質代謝によって生じたアミノ酸の脱アミノによっても作られる。なお，糖質からのアセチル CoA 合成は，**補酵素型ビタミン B_1**（**チアミンピロリン酸**）が必要であるが，脂肪酸からの合成ではチアミンピロリン酸を必要としない。

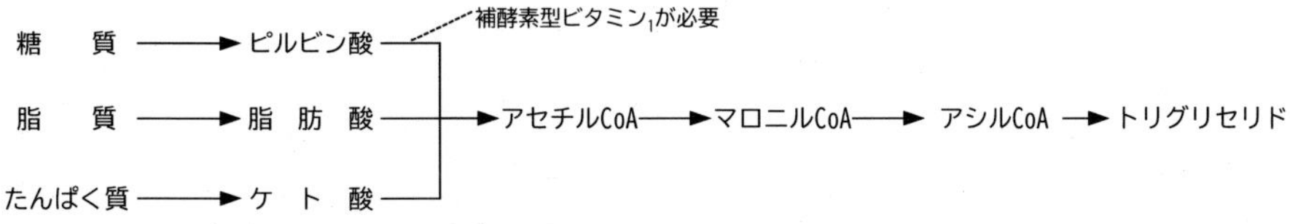

図3-9　3大栄養素のつながりを意識した中性脂肪の合成経路の概略

脂肪組織の主な役割はエネルギー源となるトリアシルグリセロール（中性脂肪）の貯蔵である。小腸から吸収されたトリアシルグリセロールはキロミクロンとして，肝臓で合成したトリアシルグリセロールは VLDL として血中を輸送される（図 3-8）。

リポたんぱく質に含まれるトリアシルグリセロールは，リポたんぱく質リパーゼ(LPL)によって加水分解され，遊離脂肪酸となって脂肪組織に移行する。脂肪組織では，取り込んだ遊離脂肪酸とインスリンによって細胞内に取り込まれたグルコースを利用して，トリアシルグリセロールを合成して貯蔵する。

貯蔵脂肪の利用では，**ホルモン感受性リパーゼ**が関与する。ホルモン感受性リパーゼが作用すると，脂肪組織に蓄積されたトリアシルグリセロールは遊離脂肪酸とグリセロールに加水分解され，再び血中に放出される。血中遊離脂肪酸は水不不溶性であることから血漿たんぱく質であるアルブミンと結合して各臓器・組織に運ばれ，エネルギー代謝に利用される。

脂肪組織では，中性脂肪の合成・分解が常に行われている結果，血中遊離脂肪酸や血糖濃度はホルモン支配を受けてほぼ一定に調節されている。食後に分泌されるインスリンは，ホルモン感受性リパーゼの働きを抑制してトリアシルグリセロール分解を抑え，血糖の取り込みや貯蔵脂肪の合成を促進する。一方，血糖値を上昇させるグルカゴン，アドレナリン（エピネフリン），ノルアドレナリン（ノルエピネフリン），グルココルチコイド，甲状腺ホルモンなどは，血糖の脂肪組織への取り込みを抑制し，トリアシルグリセロール分解と遊離脂肪酸の血中放出を促進する。

３）コレステロールの生合成

体内のコレステロールは，食事から摂取・吸収されたものと肝臓で合成されたものがあるが，コレステロールの腸管からの吸収率は低いため，そのほとんどは肝臓で合成されたものである。

コレステロールは動物界に広く存在し，エネルギーにはならないが，生体膜の構成成分であり膜の流動性などの機能を調節している。また，胆汁，性腺ホルモンや副腎皮質ホルモンなどステロイドホルモンの材料，ビタミンＤの前駆体となる重要な脂質である。

コレステロール生合成は，体内においては主に肝臓であるが，副腎皮質，皮膚，小腸，生殖腺，大動脈壁などでも合成される。コレステロールの前駆体は，糖質代謝や脂肪酸のβ酸化で生じる**アセチル CoA** であり，細胞質で行われる（図 3-10）。2 分子のアセチル CoA から **HMG-CoA（3-ヒドロキシ-3-メチルグリタリル CoA）**が生成された後，小胞体に局在する **HMG-CoA 還元酵素（HMG-CoA レグクターゼ）**の作用でメバロン酸が合成される。メバロン酸からスクアレン酸などいくつかの代謝中間体と，数段階の酵素反応を経て，コレステロールが合成される。

なお，HMG-CoA 還元酵素はコレステロール生合成経路における**律速酵素**（その代謝経路で反応全体の速度を支配する酵素）であり，その代謝産物であるメバロン酸やコレステロールによってフィードバック阻害を受ける。そのため，食事由来のコレステロールが細胞内に増加した時も HMG-CoA 還元酵素の活性は阻害され，肝臓におけるコレステロール生合成は抑制される。

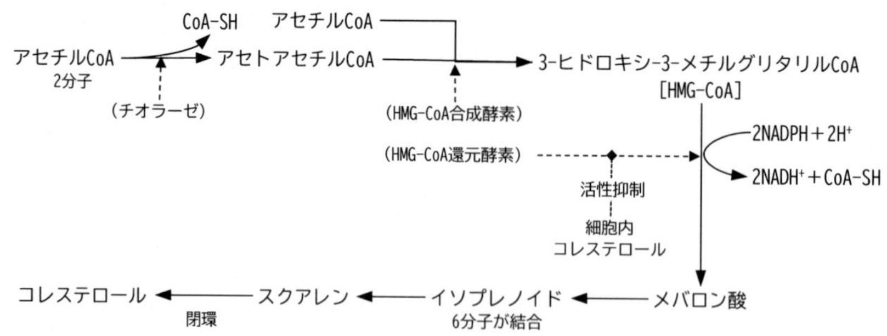

図3-10　アセチルCoAからのコレステロール合成経路の概略

4）リン脂質

リン脂質はリン酸部分で極性を持つことから水によく溶ける。**グリセロリン脂質**と**スフィンゴリン脂質**に分けられ，主として動植物や微生物の生体膜を形成する必須成分であり，物質の選択透過性や細胞のシグナル伝達に関与している。とくに，スフィンゴリン脂質は，脳や神経系の細胞に多く含まれ，神経線維被膜である**ミエリン鞘**（図 3-11）の主成分として知られ，神経の速やかな伝導に貢献している。

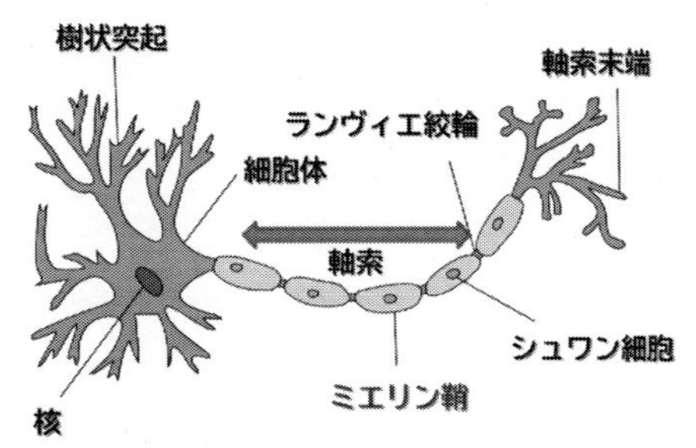

図3-11　神経線維（有髄神経）の構造

なお，グリセロリン脂質には，ホスファチジン酸，レシチンなどがある。このグリセロリン脂質とトリアシルグリセロールの生合成経路は共通している（図 3-12）。

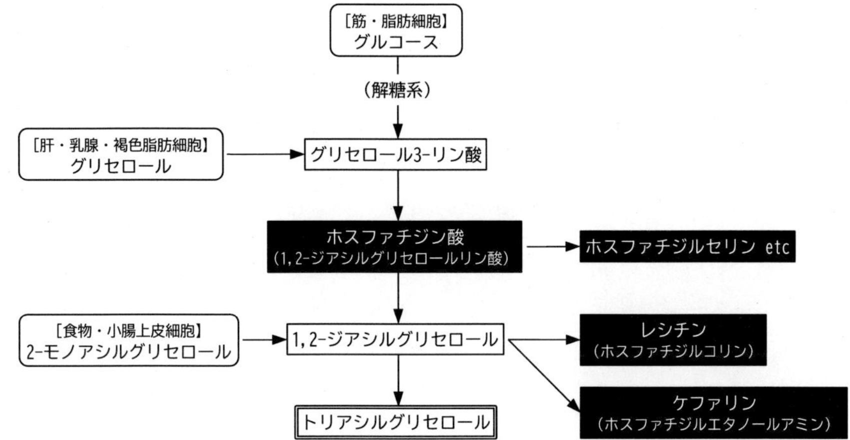

図3-12　トリアシルグリセロール（中性脂肪）とグリセロリン脂質の生合成経路の概略
■枠はグリセロリン脂質

5）脂質のエネルギー利用

（1）貯蔵脂肪の分解

貯蔵エネルギーの大半は脂肪組織に蓄積された中性脂肪（トリアシルグリセロール）である。この貯蔵脂肪を利用するために**ホルモン感受性リパーゼ**が活性化されると，脂肪酸が切り離されて血中に放出される。放出された遊離脂肪酸は水不溶性であるため血中**輸送たんぱく質**であるアルブミンと結合して各組織に運搬されてエネルギー代謝に利用される。

（2）脂肪酸のβ酸化

β酸化は，細胞内のミトコンドリアのマトリックスで行われ，脂肪酸からエネルギーを産生するための前駆体であるアセチル CoA を作り出す過程である（図 3-13）。

細胞内に取り込まれた脂肪酸は，細胞質中でアシル CoA シンテターゼによって脂肪酸アシル CoA に変換された後，ミトコンドリアのマトリックスに移動してβ酸化の過程に入り，炭素分子が１つおきに酸化されてアセチル CoA を生じて TCA 回路に入って代謝される。なお，脂肪酸アシル CoA はミトコンドリア外膜を通過できるが内膜は通過できない。そこで，**カルニチン**と CoA が交換されて脂肪酸アシルカルニチンに変換される。こうして内膜を通過した脂肪酸アシルカルニチンは，再びカルニチンと CoA が交換されて脂肪酸アシル CoA になる。

β酸化では，脂肪酸アシル CoA がすべてアセチル CoA に変わるまで繰り返して進む（脂肪酸のほとんどは偶数個の炭素を有する）ことから，基質となる脂肪酸長（炭素数）の半数のアセチル CoA（例えば，炭素鎖 16 のパルミチン酸では β 酸化が 7 回繰り返されて，8 分子のアセチル CoA）が生じる。

なお，この代謝経路ではビタミン B_1 を必要としないため，脂質をエネルギーとして利用することは，ビタミン B_1 の節約となる。

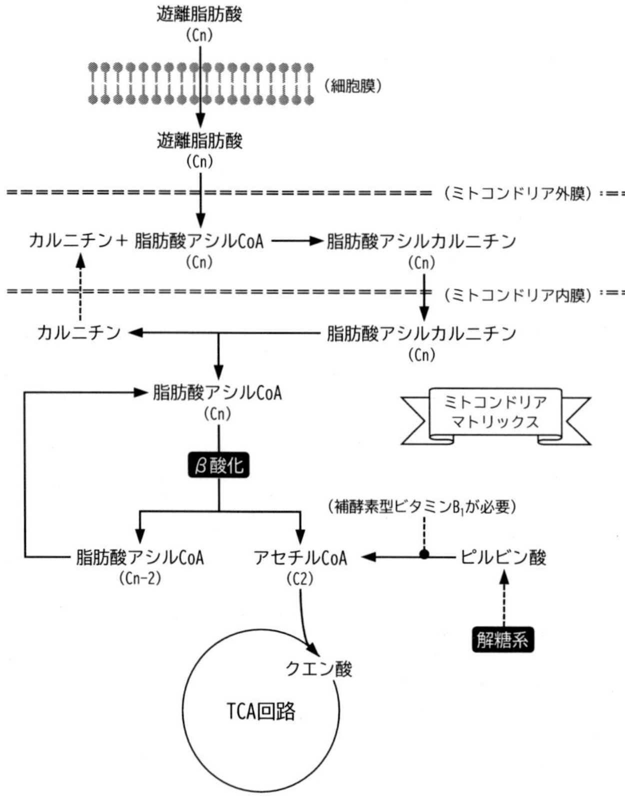

図3-12　β酸化経路の概略

（３）その他の脂肪酸酸化

哺乳類においては，数種の脂肪酸は，ω位の末端メチル基が酸化され，ジカルボン酸となった後，両側からβ酸化を受ける経路もある。これをω酸化という。また，α位が酸化され，α-ヒドロキシ酸が生じた後，脱炭酸によって炭素数が 1 つ少ない脂肪酸ができる機構もあり，これを α 酸化という。

６）ケトン体

アセト酢酸，β-ヒドロキシ酪酸，アセトンを総称して**ケトン体**という。脂肪酸のβ酸化や，グルコースの解糖系で生じるアセチル CoA は，クエン酸回路に入る前にケトン体の生合成に進むことができる。この経路では，2 分子のアセチル CoA が縮合してアセトアセチル CoA となり，さらに 1 分子のアセチル CoA が結合すると，ケトン体合成とコレステロール合成に分岐点となる化合物である 3-ヒドロキシ-3-メチルグリタリル CoA（HMG-CoA）が生成される。

糖尿病や飢餓などによって，糖のエネルギー利用（細胞内への糖の供給）が低下し，ミトコンドリア内でのオキサロ酢酸が不足した場合，脂肪酸から生成されたアセチル CoA が肝臓で完全に酸化されにくくなり，アセトアセチル CoA を生じる（図 3-13）。このアセトアセチル CoA からアセト酢酸，β-ヒドロキシ酪酸，アセトンなどのケトン体が発生する。

なお，ケトン体は肝臓のミトコンドリアで生じるが，肝臓ではケトン体を処理する酵素であるチオホラーゼ活性が低いため血中に放出し（肝臓では利用できない），他の組織で再びアセチルCoAに戻してエネルギー代謝に利用させている。とくに心臓や骨格筋の他，飢餓時には脳でもエネルギー利用が可能である。

血中ケトン体の増加はケトン血症，尿中排泄される場合はケトン尿症である。また，ケトン体は酸性のため，ケトン血症は血液が酸性に傾き，**ケトーシス**（または**ケトアシドーシス**）となる。なお，アセトンは尿中の他に呼気中にも排泄され，その特有の臭いはアセトン臭と呼ばれる。

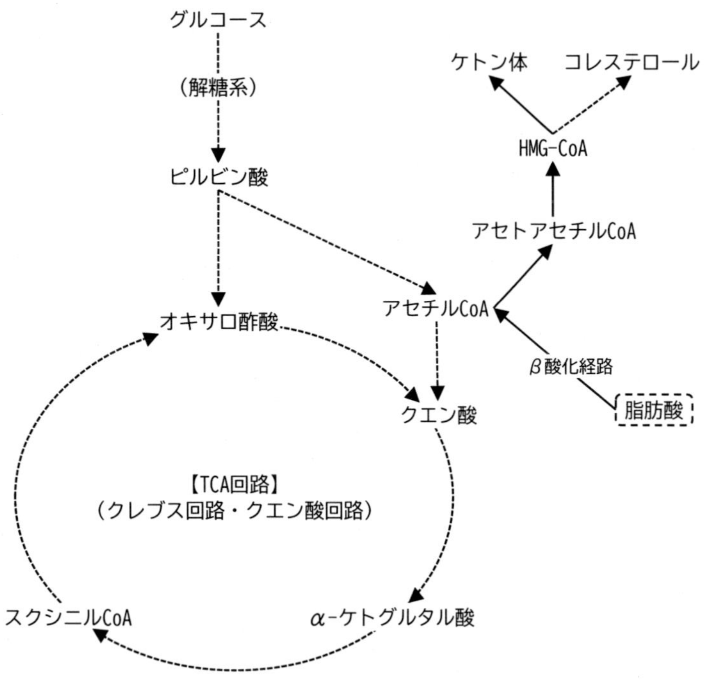

図3-13　糖尿病または飢餓時のケトン体産生亢進の流れの概略
破線の流れは低下，実線の流れは亢進。

6．多価不飽和脂肪酸と生理活性物質

多価不飽和脂肪酸は，植物油や魚油，水生生物の脂肪に多く含まれるが，n-6系脂肪酸およびn-3系脂肪酸で分類すると，植物油にはn-6系が，魚油などにはn-3系が比較的多くなる。このn-6系脂肪酸とn-3系脂肪酸の血中脂質に対する作用は異なっている。

1）イコサノイド

アラキドン酸（n-6系）やイコサペンタエン酸（n-3系）の多価不飽和脂肪酸からは，図3-14に示すように**プロスタグランジン**（PG），**ロイコトリエン**（LT），**トロンボキサン**（TX）などの生理活性物質が生成される。これらの生理活性物質を総称して**イコサノイド**（**エイコサノイド**）という。イコサノイドの主な生理活性は，血圧降下，血管拡張，子宮収縮，血小板凝集阻害，気管支拡張などであるが，イコサノイドの化学構造が少し異なるだけで，血圧上昇，血管収縮，血小板凝集促進など逆の生理作用を示すこともある（表3-4）。このようにホルモンのような生理活性を持つが，その寿命が数十秒から数分と短く生成された局所でのみ作用するため，ホルモンとしては位置づけられていない。

n-6系とn-3系では，それぞれから異なる構造のものが生成される。たとえばアラキドン酸由来の物質は炎症反応で多量に放出されるが，イコサペンタエン酸由来の物質は炎症を抑制するなど，互いの生理作用や生成を抑制しあうことが知られている（表3-5参照）。そこで，n-6系とn-3系不飽和脂肪酸の摂取のバランスをとることが重要とされ，n-6／n-3比で概ね4～6程度を目安とし，現代の日本人の食事状況から，**動脈硬化**やアレルギー疾患のためにはn-3系多価不飽和脂肪酸の摂取増量が望ましいとされている。なお，日本人の食事摂取基準（2020年版）では，18～29歳の男性ではn-3系＝2.0g/日・n-6系＝11g/日，女性ではn-3系＝1.6g/日・n-6系＝8g/日が摂取目安量として示されている。

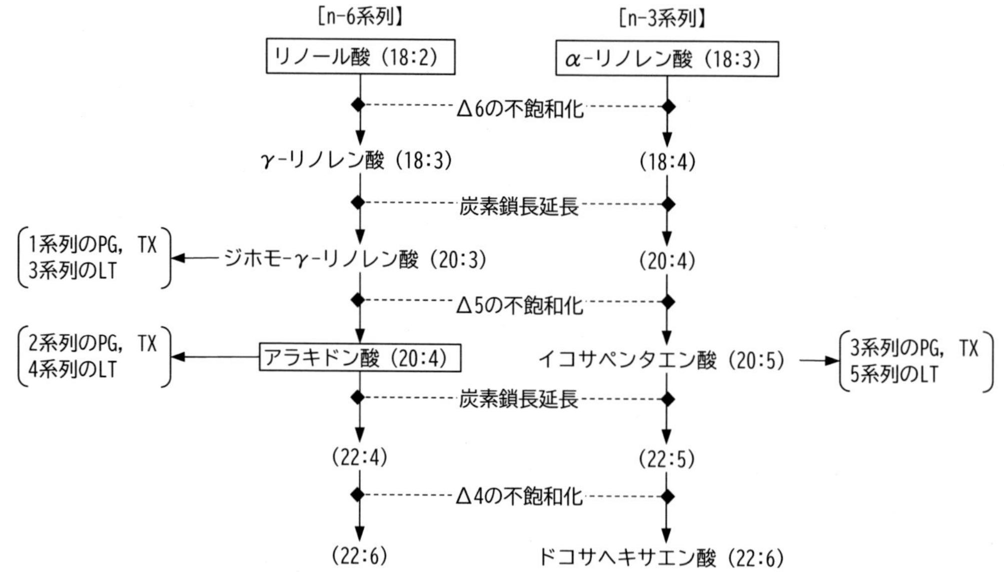

図3-14　イコサノイドの生成
□で囲まれた多価不飽和脂肪酸は，基本の必須脂肪酸である。
PG：プロスタグランジン，TX：トロンボキサン，LT：ロイコトリエン

表3-4　イコサノイドの種類と作用の例

【n-6系列】		【n-3系列】
ジホモ-γ-リノレン酸由来	アラキドン酸由来	イコサペンタエン酸由来
PGD1 血小板凝集阻害 PGE1 血小板凝集阻害，血管拡張 胃酸分泌抑制，免疫機能正常化	PGD2 血小板凝集阻害， 末梢血管拡張， PGE2 血管拡張，気管支弛緩， 子宮筋収縮，胃酸分泌抑制， 免疫応答抑制 PGF2 腸管収縮，気管支収縮， 子宮筋収縮 PGI2 血小板凝集阻害，血管拡張， 動脈壁弛緩，血圧低下， 臓器血流増加，胃酸分泌抑制 PGJ2 細胞増殖抑制	PGD3 血小板凝集阻害 PGE3 血小板凝集阻害 PGI3 血小板凝集阻害，平滑筋弛緩， 血管拡張
	TXA2 血小板凝集促進，血管収縮， 血圧上昇，気管支収縮 TXB2 マクロファージ機能抑制	TXA3 弱血小板凝集促進 TXB3 炎症性サイトカイン生成抑制
	LTB4 白血球膜通過（遊走）・凝集・ 貪食促進，局所血流増加 LTC4 呼吸器系平滑筋収縮 LTD4 呼吸器系平滑筋収縮， 血管透過性亢進 LTE4 呼吸器系平滑筋収縮， 血管透過性亢進	LTB5 アラキドン酸からTXB2生成阻害

PG：プロスタグランジン（A～Jまでの10種×3タイプ）
TX：トロンボキサン（AとBの2種×3タイプ）
LT：ロイコトリエン（A～Eまでの5種×3タイプ）

2）n-3 系脂肪酸の摂取と健康

n-6 系と n-3 系多価不飽和脂肪酸は，生成されるイコサノイドの違いもあり，それぞれ健康に対する作用が異なる。とくに n-3 系は表 3-5 に示すような効果によって先進諸国における健康問題に対し，その維持・増進や改善に対する期待が高い。

表3-5　n-3系多価不飽和脂肪酸摂取で期待されている健康効果

血清脂質改善効果	悪玉コレステロール（LDL）を減少させ，血中のコレステロールを肝臓へ運ぶ善玉コレステロール（HDL）を増加させたり，血中の中性脂肪を低下させる。
血栓症予防効果	血中コレステロール濃度の低下のほかに，血小板凝集抑制（血液が異常に固まらないようにする）によって，血栓症ひいては心筋梗塞や脳梗塞を予防する。
糖尿病予防効果	血糖値を低下させるインスリンの受容体感度の改善や，悪玉コレステロールの生成抑制による末梢組織でのブドウ糖利用向上などによって糖尿病予防に役立つ。
抗腫瘍（発ガン防止）効果と抗炎症効果	生体内のある種の酵素によって免疫能を低下させたり発ガンを促進させるプロスタグランジンＥ2という物質の生成抑制を行う。また，細胞性免疫として細菌やガン細胞などを攻撃して，増殖や転移を抑える働きをもつマクロファージを活性化させる。これらの働きによって，喘息やアトピー性皮膚炎のようなアレルギーに対して抗アレルギー作用も期待されている。

とくに，魚油の摂取は，**脂質異常症**，**動脈硬化**，ひいては**心筋梗塞**や**脳梗塞**の予防につながるとしての効果が近年注目されており，積極的な摂取も勧められている。

図 3-15 は，ラットに 3 週間に亘って，魚油（いわし油）をベースとする食餌とラードをベースとする食餌を摂取させて比較した結果であるが，図に示すように，魚油摂取群では，血中中性脂肪および総コレステロールが低値となり，善玉コレステロールとされる HDL 濃度が高いなど，循環器系疾患の予防効果が認められている。

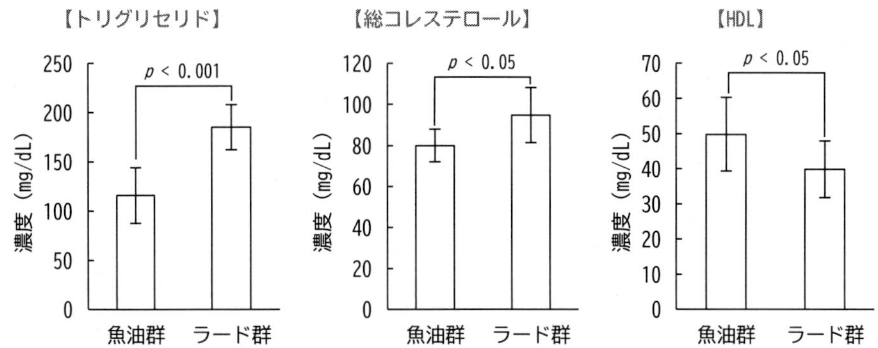

図3-15　ラットにおける魚油摂取とラード摂取による血中脂質の違い

データは，平均値±SD（n=6）。
母平均の差の検定は，一元配置分散分析及び対応のないt-検定（両側）。

さらに，ヒトにおける魚介類摂取の効果として，若年女性に２週間に亘って１日１回の魚摂取を依頼し，その期間の前後での血中脂質の状況を比較した結果，図 3-16 に示すように，善玉コレステロールである HDL 濃度は上昇し，中性脂肪濃度は低下した。なお，総コレステロール濃度については，このデータではもともと適度な範囲にあるためとくに変化が認められていないが高めの被験者では低下傾向にあった。なお，脂質異常症患者における結果報告では，総コレステロール濃度も低下しているものも多数ある。

このように，魚介類摂取によって得られるイコサペンタエン酸やドコサヘキサエン酸などの多価不飽和脂肪酸の摂取によって，血中脂質代謝の改善を期待することができる。実際，図 3-17 に示すように，習慣的に魚介類の摂取が多いと動脈硬化のなり易さを示す指標としても利用される動脈硬化指数が低いといった報告もある。

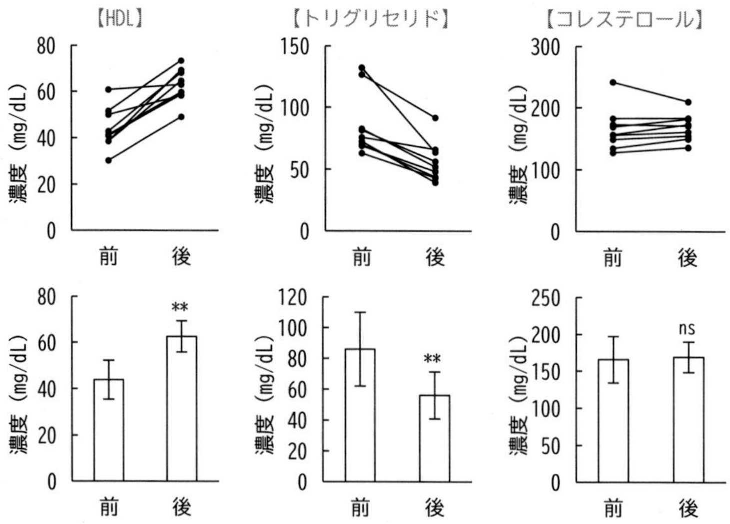

図3-16　若年女性における2週間の魚摂取の効果
データは平均値±標準偏差。
健康な女子大学生9名に1日１回の魚類摂取を2週間に亘って実施させた。
有意差の検定は，対応のあるt-検定で行い，p<0.01で有意を「**」とした。

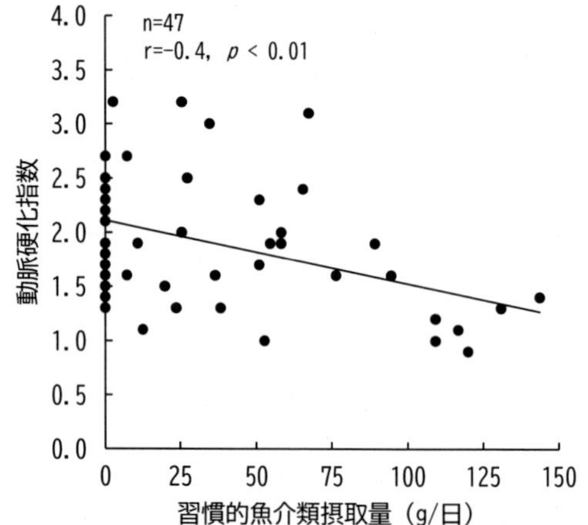

図3-17　習慣的な魚介類摂取量と動脈硬化指数の相関
健康な大学生47名での調査。
習慣的な魚介類摂取量は，食品摂取頻度調査による推定量。
動脈硬化指数＝（総コレステロール濃度－HDL）／HDL
（3.0～4.0＝要注意，5.0以上＝危険）

臨床栄養への接続

動脈硬化症は，脂質代謝異常がその発症や促進の要因になる。LDL は，血管内皮細胞に LDL 受容体を介して取り込まれるが，肝外組織の末梢細胞においてコレステロール量が増加すると，細胞表面にある LDL 受容体が減少する。この LDL 受容体が十分に機能しない場合，LDL は行き場を失って循環血液中にとどまることになり，脂質異常症を呈する。

血中 LDL は，正常な状態でもわずかな量が血管内皮細胞の隙間から血管内腔へ浸潤するが，血中 LDL 濃度が高い場合や，糖尿病，高血圧，喫煙などで血管内皮細胞が傷害されている場合，間隙から多量の LDL が血管内皮下に浸潤し，活性酸素などによって酸化変性を受けた酸化 LDL となる。さらに，酸化 LDL は異物として酸化 LDL 受容体（スカベンジャー受容体）を介して，マクロファージに貪食される。

酸化 LDL を貪食したマクロファージは，やがて泡沫化してその機能を失って死滅し，動脈硬化病巣部を形成する。血管内皮から中膜にかけて泡沫化細胞や増殖型中膜平滑筋細胞で形成された動脈硬化病巣部では，多くのコレステロールやコレステロールエステルが分解されずに蓄積がみられ，**アテローム**を形成する。

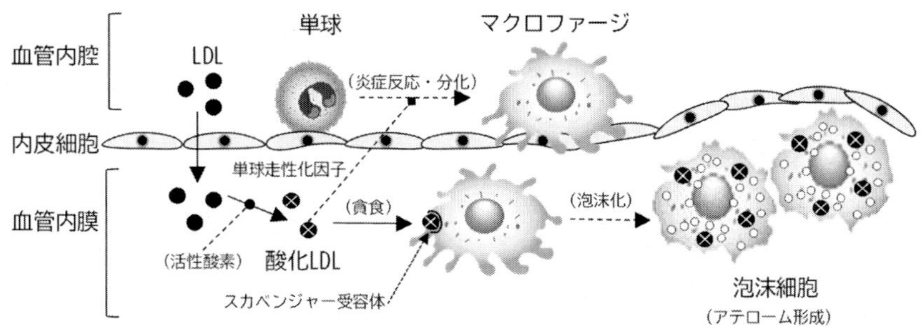

参考：動脈硬化の発症メカニズムの概略

第4章　たんぱく質の栄養

1．たんぱく質とは

たんぱく質は細胞の細胞質を構成するための主成分であり，人体では，水分を除くと，約50%を占める。たんぱく質は遺伝子の遺伝情報に基づいて，**アミノ酸**（amino acids）が特定の配列順序でペプチド結合した高分子化合物である。なお，アミノ酸はその誘導体も含めると自然界に約300種類あるといわれるが，遺伝情報に基づいてたんぱく質を構成するのは20種類あり，このアミノ酸が様々な順序や数で結合することから，たんぱく質の種類は無数に存在していることとなる。

たんぱく質は筋肉，臓器，血液などの構成成分であるほか，体内組織の合成や分解を触媒する酵素の本体であり，代謝の調節機能をつかさどるホルモン，病気に対する抵抗力に関わる免疫反応の抗体（IgA，IgGなどの免疫グロブリン）などの成分となっている。また体液の浸透圧の調節（膠質浸透圧），酸塩基平衡の調節，栄養素の運搬などの働きや，エネルギー源になる（アトウォーター係数 1gあたり4kcal）などの働きもしている。

2．たんぱく質・アミノ酸の構造と種類

1）アミノ酸の構造と化学

たんぱく質を構成するアミノ酸は，表4-1に示すような20種類があり，遺伝子を構成する塩基3つを1セットとした暗号（**コドン**）に対応して指定されたアミノ酸が結合してたんぱく質が合成される（表4-2）。なお，これらアミノ酸のうち9種類のアミノ酸（図中★付）は，体内で合成できないか合成できても合成速度が遅いため，必要に間に合わず食物から摂取しなくてはならないことから，**必須アミノ酸**（**不可欠アミノ酸**）と呼ばれている。

表4-1　たんぱく質を構成するアミノ酸

分類		名称（略号）	
脂肪族アミノ酸		グリシン（Gly）	アラニン（Ala）
	分岐鎖（分枝）アミノ酸	★バリン（Val） ★イソロイシン（Ile）	★ロイシン（Leu）
ヒドロキシアミノ酸		セリン（Se）	★スレオニン（Thr）
酸性アミノ酸とそのアミド		アスパラギン酸（Asp） アスパラギン（Asn）	グルタミン酸（Glu） グルタミン（Gln）
塩基性アミノ酸		アルギニン（Arg） ★ヒスチジン（His）	★リジン（Lys）
含硫アミノ酸		システイン（Cys）	★メチオニン（Met）
芳香族アミノ酸		★フェニルアラニン（Phe） ★トリプトファン（Trp）	チロシン（Tyr）
イミノ酸※		プロリン（Pro）	

★付は，必須アミノ酸

※イミノ酸は，正確にはアミノ酸ではないが，通常アミノ酸に含まれる。

これらアミノ酸の構造において共通しているのは，図4-1に示すようにアミノ基を持っている点である。アミノ基には窒素（N）を含まれている。この窒素は，一部のビタミンを除いて他の栄養素にはない特徴である。このことから，アミノ酸（たんぱく質）は唯一の窒素源といわれる。

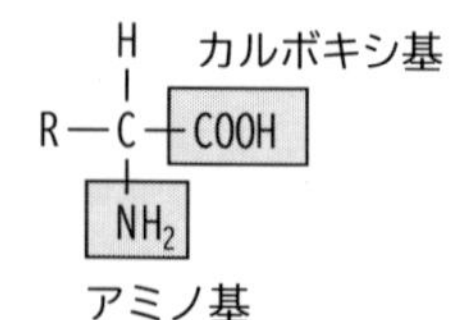

図4-1　アミノ酸の基本構造

表4-2　mRNAのコドンと指定するアミノ酸の対応表（遺伝暗号表）

1番目の塩基	2番目の塩基 U		2番目の塩基 C		2番目の塩基 A		2番目の塩基 G		3番目の塩基
U	UUU	Phe	UCU	Ser	UAU	Tyr	UGU	Cys	U
	UUC		UCC		UAC		UGC		C
	UUA	Leu	UCA		UAA	（終止）	UGA	（終止）	A
	UUG		UCG		UAG		UGG	Trp	G
C	CUU	Leu	CCU	Pro	CAU	His	CGU	Arg	U
	CUC		CCC		CAC		CGC		C
	CUA		CCA		CAA	Gln	CGA		A
	CUG		CCG		CAG		CGG		G
A	AUU	Ile	ACU	Thr	AAU	Asn	AGU	Ser	U
	AUC		ACC		AAC		AGC		C
	AUA		ACA		AAA	Lys	AGA	Arg	A
	AUG	Met（開始）	ACG		AAG		AGG		G
G	GUU	Val	GCU	Ala	GAU	Asp	GGU	Gly	U
	GUC		GCC		GAC		GGC		C
	GUA		GCA		GAA	Glu	GGA		A
	GUG		GCG		GAG		GGG		G

①Phe：フェニルアラニン　②Leu：ロイシン　③Ile：イソロイシン　④Met：メチオニン
⑤Val：バリン　⑥Ser：セリン　⑦Pro：プロリン　⑧Thr：トレオニン（スレオニン）
⑨Ala：アラニン　⑩Tyr：チロシン　⑪His：ヒスチジン　⑫Gln：グルタミン
⑬Asp：アスパラギン　⑭Lys：リジン　⑮Asp：アスパラギン酸　⑯Glu：グルタミン酸
⑰Cys：システイン　⑱Trp：トリプトファン　⑲Arg：アルギニン　⑳Gly：グリシン
開始コドン：遺伝情報読取開始命令であり，メチオニンであることから，たんぱく質のアミノ酸配列はメチオニンからとなる。
終止コドン：遺伝情報読取終了の命令である。

また，アミノ酸の化学構造による特徴として，ある pH において水溶液中でアミノ酸は，カルボキシ基（$-COOH$）から H^+を放出して $-COO^-$となり，アミノ基（$-NH_2$）は H^+を得て $-NH_3^+$となる両性（両極性）電解質である。両極性の状態になる pH をそのアミノ酸の**等電点**（PI）というが，この等電点はアミノ酸を構成する側鎖の構造の違いによって異なるが，等電点より酸性に傾くとアミノ酸はカルボキシ基に H^+を得て陽イオンとなり，アルカリ性に傾くと H^+を放出して陰イオンとなる性質を持っている（図4-2）。この両極性でもって遊離のアミノ酸は緩衝作用を示し，体液の酸・アルカリ平衡に関わっている。

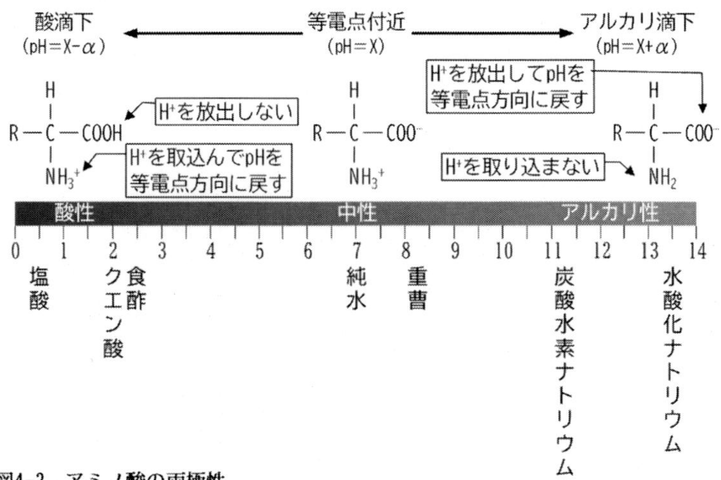

図4-2　アミノ酸の両極性

2）たんぱく質の構造

（1）アミノ酸の結合とたんぱく質

たんぱく質を構成するアミノ酸は，図4-3に示す**ペプチド結合**によってつながっている。

通常，2～10個未満の数でアミノ酸が結合したものを**オリゴペプチド**（**小ペプチド**）といい，そのうち特にアミノ酸が2個結合したものを**ジペプチド**，3個結合したものを**トリペプチド**という。また，10個以上のアミノ酸が結合したものを**ポリペプチド**といい，アミノ酸が50個以上になると通常たんぱく質と呼んでいる。なお，ポリペプチドからたんぱく質までの間にペプトンやプロテオースという呼び名を経ることもあるが，実際には，ポリペプチドからたんぱく質までで呼称の区別に厳密な定義はない。

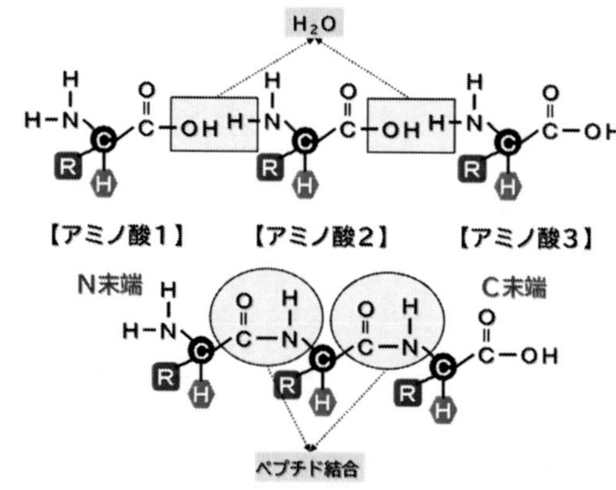

図4-3　アミノ酸の結合（ペプチド結合）

たんぱく質の窒素含有割合は，たんぱく質の種類によって多少異なるが，平均して16%である。したがって，100／16すなわち6.25を**窒素－たんぱく質換算係数**（**たんぱく質換算係数**）といい，窒素量を測定してこれに6.25を乗ずることでたんぱく質量の概数が算出できる。

（2）たんぱく質の高次構造

たんぱく質を構成するアミノ酸は，細胞内のリボソームで連結される。このアミノ酸の配列順序をたんぱく質の**一次構造**という。たんぱく質は，二次元的な一次構造の状態では機能を持たず，粗面小胞体やゴルジ装置で立体的な**高次構造**に修飾を受けて機能を持つようになる。

一次構造を持ったポリペプチド鎖のペプチド結合のN-HとC=O間で水素結合が形成されて規則的な構造（**αヘリックス構造**や**βシート構造**のような，主鎖のらせん・折りたたみ構造）となった状態を**二次構造**という。次に，ポリペプチド鎖の側鎖が複雑に結合して折りたたまれた立体構造になる。これを**三次構造**という。さらに，三次構造をとるサブユニットが様々な結合力によって会合してたんぱく質複合体として存在する構造となる。これを**四次構造**という。このようにたんぱく質は，その構造を安定に保つ結合によって図4-4のような高次構造を形成し，様々な働きを示すようになる。

この高次構造は熱，酸，塩基，尿素，光，圧力などの物理的・化学的作用によって壊される。この高次構造の破壊をたんぱく質の**変性**といい，とくに変性たんぱく質が会合することを凝固という。なお，一次構造が壊されることを分解という。

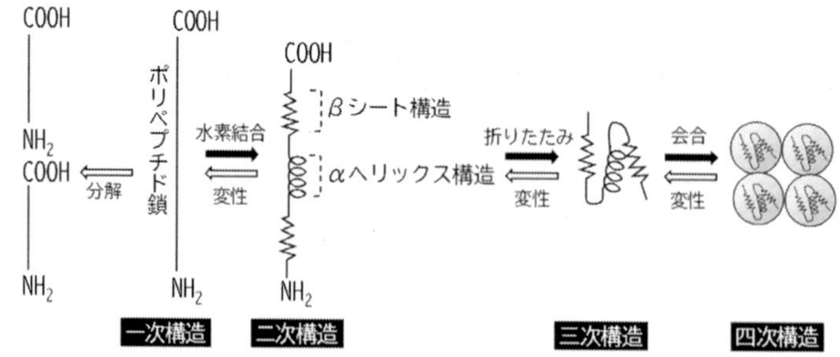

図4-4　たんぱく質の高次構造

（3）たんぱく質の基本分類

たんぱく質は，その形状や組成，機能などによって分類することができる。

形状による分類では，繊維状たんぱく質と球状たんぱく質に分類できる。**繊維状たんぱく質**には，コラーゲン（組織間結合，軟骨形成など），ケラチン（毛髪など），ミオシン（筋線維など），エラスチン（組織間結合，軟骨形成など），フィブリン（血液凝固・血餅形成）などが含まれる。一方，**球状たんぱく質**は，ペプチド鎖が折りたたまれるため，楕円形の形をした球状となる。その折りたたまれた内側には疎水性アミノ酸が多く，外側には親水性アミノ酸が多く存在している。なお，繊維状たんぱく質以外のものは，ほぼすべて球状たんぱく質である。

組成による分類では，単純たんぱく質，複合たんぱく質，誘導たんぱく質に分類できる。**単純たんぱく質**は，α－アミノ酸またはその誘導体のみからなるたんぱく質であり，アルブミン，グロブリン，ヒストンなどが代表される。**複合たんぱく質**は，単純たんぱく質に非たんぱく質性成分が結合したたんぱく質であり，リンたんぱく質，糖たんぱく質，金属たんぱく質などにさらに分類される。そして，**誘導たんぱく質**は，単純たんぱく質または複合たんぱく質を人工的に変性したものと，これを一部加水分解してできたたんぱく質である。

3．たんぱく質の消化と吸収

唾液中にはたんぱく質を分解する酵素が含まれないため，咀嚼による機械的（物理的）消化を受けのみであり，たんぱく質の消化の第一段階は，胃で行われる。胃粘膜細胞のうちの**壁細胞**から分泌された胃酸（HCl）によってたんぱく質は変性を受けて消化酵素の作用を受けやすくなる。そして，同じく胃粘膜細胞の**主細胞**から分泌された**ペプシノーゲン**が胃酸によって活性をもった**ペプシン**というたんぱく質分解酵素に変化し，このペプシンによってペプチド結合が部分的に切断されて，アミノ酸数の少ないたんぱく質（プロテオースやペプトン）やポリペプチドにまで分解される。

胃の内容物が十二指腸に移行すると，酸性の内容物は膵液によって中和される。膵液中にはたんぱく質分解酵素である**トリプシン**（**トリプシノーゲン**として分泌され，小腸粘膜に存在する**エンテロペプチダーゼ**によってトリプシンとなる），**キモトリプシン**（**キモトリプシノーゲン**として分泌され，トリプシンによってキモトリプシンとなる），**カルボキシペプチダーゼ**（**プロカルボキシペプチダーゼ**として分泌され，トリプシンによってカルボキシペプチダーゼとなる）などによってペプチド結合の切断が進んでオリゴペプチドとなる。さらに，小腸粘膜の膜消化酵素である**アミノペプチダーゼ**や**トリペプチダーゼ**，**ジペプチダーゼ**などの膜消化酵素によって分解されてアミノ酸やジペプチド，トリペプチドとなって吸収される。なお，小腸粘膜上皮細胞における膜消化と連動して，たんぱく質消化の最終産物である遊離アミノ酸やジペプチド，トリペプチドが特異的輸送体を介した二次性能動輸送で小腸粘膜上皮細胞内に取り込まれる

小腸粘膜でのアミノ酸の吸収は，ナトリウムイオンが関与した能動輸送によって行われ，その輸送系はアミノ酸の電荷や構造によって異なることから，複数の輸送体が存在することになる。ジペプチドやトリペプチドの吸収は，アミノ酸の経路とは異なる水素イオン（プロトン）が関与した能動輸送（**プロトン共輸送**）で吸収され，同一組成のアミノ酸混合物よりも早い。

吸収されたアミノ酸は毛細血管に入り，肝門脈を経て肝臓に運ばれ，次のようなことに利用される。

①　たんぱく質に再合成され，肝細胞のたんぱく質や血漿たんぱく質となる。なお，血漿たんぱく質の 60%はアルブミンである。

②　アミノ酸の一部は肝臓で分解され，アミノ基は尿素となって腎臓から排泄される。炭素骨格からは糖質またはケトン体が作られる。

③　肝臓から血液中に入ったアミノ酸は，全身の組織に運ばれ，たんぱく質の合成などに利用される。

4．たんぱく質・アミノ酸の代謝

1）たんぱく質・アミノ酸代謝とアミノ酸プール

1905年にO.K.O.フォリン（1867～1934）は，たんぱく質の代謝には，体たんぱく質の再合成を行う内因性代謝と，利用されずに酸化分解される外因性代謝があるとした（フォリンの二元論）。これは，表4-3に示すように，とくに尿素窒素は摂取たんぱく質量で大きく変動するものの，クレアチニン窒素は摂取たんぱく質量に関わらず一定であることから，筋肉は体たんぱく質の大部分を占めており，筋たんぱく質の分解産物はクレアチニンであるという想定に則って尿クレアチニンが組織たんぱく質の分解の指標（非酸化的異化）と考え，多量のたんぱく質摂取は，単に糖質や脂質と同じような働きのために浪費している（酸化的異化）と考えた。すなわち，食物によって供給されたたんぱく質は，吸収された後に大部分が肝，腎を経て尿中に排泄される一方で，体たんぱく質は食物（摂取）たんぱく質と関係なく一定速度で代謝され，その不足分のみ摂取たんぱく質で補っている（内因性代謝と外因性代謝は別物である）という考えである（図4-5）。

表4-3　摂取たんぱく質量の違いによる尿中窒素化合物排泄量の変化　（g/日）

	高たんぱく質	低たんぱく食
全　尿　素-N	16.8	3.6
尿　　素-N	14.8	2.2
アンモニア-N	0.5	0.4
尿　　酸-N	0.2	0.1
クレアチニン-N	0.6	0.6
そ　の　他-N	0.9	0.3

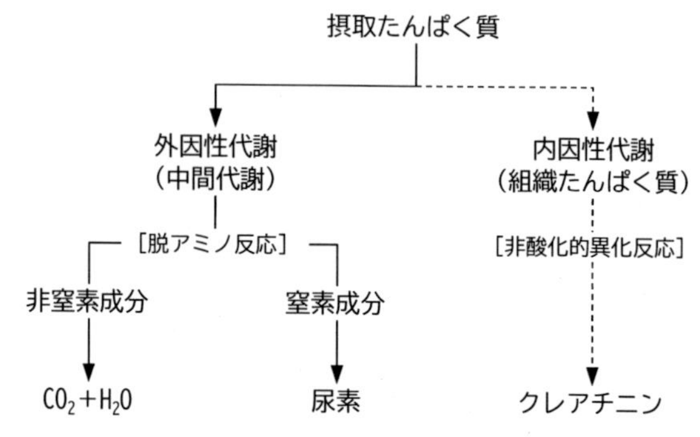

図4-5　フォリンの二元論の考え方

実線は，たんぱく質摂取に即応して変動するたんぱく質の代謝経路，破線は組織たんぱく質特有の代謝経路を示している。なお，筋肉は体たんぱく質の大部分を占めており，筋たんぱく質の分解産物がクレアチニンであるという想定に則っており，尿中クレアチニンが組織たんぱく質の分解の結果であるとしている。

しかし，その約30年後に，シェーンハイマーらの実験によって，この考え方は覆された。この実験では，体重の増加しない状態にあるラットに ^{15}N-Leu（自然界の窒素は ^{14}Nであり，^{15}Nは水素と窒素で二重標識したものである）を含む食事を3日間与え，尿，便，体内の ^{15}Nを測定した。フォリンの二元論に従うと摂取された ^{15}Nの大半が尿を通じて回収されるはずであったが，この実験の結果，ラットの体重は変化していない（体重が増加したのであれば筋たんぱく質量の増加によって体内の ^{15}Nも増加する）にも関わらず，体内に食事で与えたNの65%が ^{15}Nであった（65%が取り込まれた）。この結果よって，たんぱく質代謝はフォリンの二元論のように内因性と外因性代謝にはっきり区別されるのではなく，体たんぱく質は絶えず合成分解を繰り返す動的状態にあって機能的に平衡が保たれていることが明らかとなった（**動的平衡論**）。

そして，血液や肝臓などの組織には，食品たんぱく質の消化・吸収によるアミノ酸と，体組織などを構成していたたんぱく質が分解されて生じたアミノ酸とが混ざり合って存在している状態から，図4-6に示すような「**アミノ酸プール**」といわれる概念が成立した。

このように体たんぱく質は，常に分解と合成が行われて**代謝回転**（turnover）している。この代謝回転速度は，年齢によってはもちろんのこと体たんぱく質の種類によって異なり，数分から数ヶ月と様々である。なお，構成するアミノ酸の半分が入れ替わるのに要する期間（**半減期**）は，肝臓で約12日，筋肉で約80日，骨で約120日とされている。

また，血漿たんぱく質は肝臓で合成されて，組織たんぱく質に比べて一般に代謝回転が速い。血漿たんぱく質のうち約60%がアルブミンであるが，このアルブミンは食事たんぱく質を多く摂取すると肝臓において合成が増して血中濃度が上昇する。一方，栄養状態が低下すると，肝臓におけるアルブミン合成が減少し，血中アルブミン濃度は比較的鋭敏に反映することから，たんぱく質栄養状態の指標として用いられる。

しかし，血中アルブミン濃度はたんぱく質の栄養状態に対して比較的鋭敏に反映するとはいえ，その半減期は17～23日であることから，短期的な栄養状態の指標にはなりがたい，そこで，短期的な指標としては，血漿**プレアルブミン**（別名**トランスサイレチン**：半減期2～3日），**トランスフェリン**（半減期8～10日），**レチノール結合たんぱく質**（半減期0.4～0.7日）など非常に代謝回転の速い（半減期が短い）たんぱく質を用いる。これらのたんぱく質を総称して**急速代謝回転たんぱく質**（Rapid Turnover Protein：**RTP**）という。

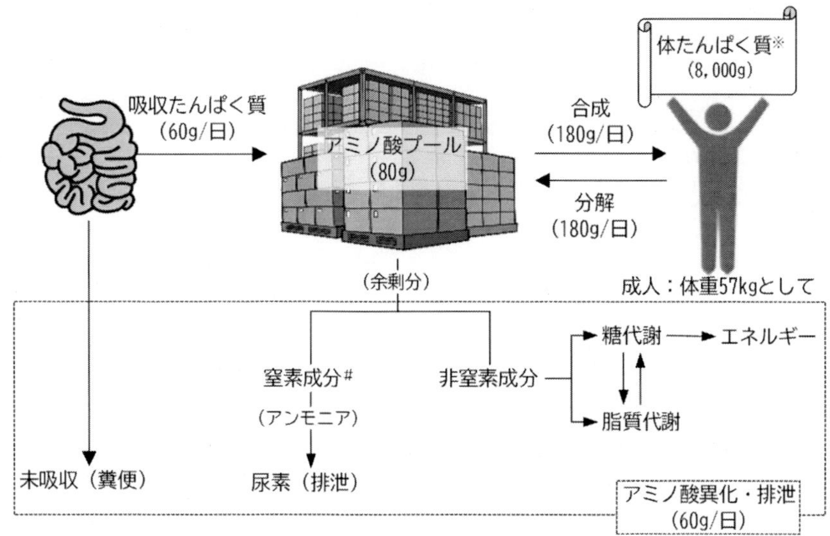

図4-6　たんぱく質代謝の動的平衡論（アミノ酸プールの概念）
※ 筋肉，結合組織，血液，酵素，ホルモンなど
非たんぱく質性窒素含有物，ホルモン，神経伝達物質など

2）アミノ酸代謝

（1）アミノ基転移反応と酸化的脱アミノ反応

体たんぱく質などの合成に利用されなかった過剰のアミノ酸は，肝臓においてアミノ基と炭素骨格部分に分解される。このアミノ基の離脱は，アミノ基転移反応と酸化的脱アミノ反応が共同して行っている

① アミノ基転移反応

アミノ基転移反応は，アミノ酸が**α-ケト酸**にアミノ基を移す反応で，ほとんど全ての臓器で進行する反応である。動物組織ではグルタミン酸がほとんど全てのアミノ基転移反応に関与し，受容体となるα－ケト酸で効果的なものが，α－ケトグルタル酸，オキサロ酢酸，ピルビン酸であり，非必須アミノ酸の相互変換，生体内合成の重要な経路でもある。

アミノ基転移反応の概念は，図4-7に示すように，アミノ酸からα-ケト酸へのアミノ基の受け渡しであり，このときに関わる**アミノ基転移酵素**（**トランスアミナーゼ**，または**トランスフェラーゼ**）の補酵素として，**ピリドキサールリン酸**（**補酵素型ビタミン**B_6）が関与することから，たんぱく質の摂取量が増加すると，ビタミンB_6の必要量も増加する。

なお，図4-7には代表的なアミノ基転移反応を示しているが，これらアミノ基転移反応に関わる酵素である**アスパラギン酸トランスフェラーゼ**（**AST**：**グルタミン酸・オキサロ酢酸トランスアミナーゼ**，**GOT**とも呼ばれる）および**アラニントランスフェラーゼ**（**ALT**：**グルタミン酸・ピルビン酸トランスアミナーゼ**，**GPT**とも呼ばれる）は，血液生化学検査における**肝臓逸脱酵素**として肝機能検査の指標としても使われている（肝炎などによって肝細胞が破壊されると，これらの酵素が血流に逸脱することから，血液検査において酵素活性を測定すると活性値が高くなる）。

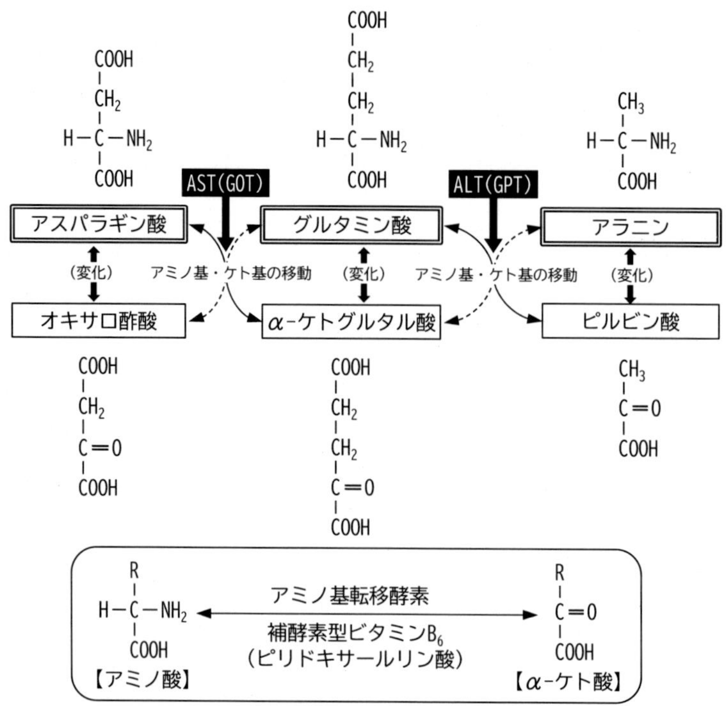

図4-7　アミノ基転移反応

アミノ基転移酵素は，アミノトランスフェラーゼ（アミノトランスアミナーゼ）とも呼ばれ，　AST（アスパラギン酸トランスフェラーゼ）はGOT（グルタミン酸・オキサロ酢酸トランスアミナーゼ）とも，またALT（アラニントランスフェラーゼ）はGPT（グルタミン酸・ピルビン酸トランスアミナーゼ）とも呼ばれる。

②　酸化的脱アミノ反応

アミノ基転移反応は，アミノ酸とα-ケト酸の間で，アミノ基を受け渡す反応であることから，アミノ酸の完全消費にはなっていない。そこで，アミノ基転移反応に続くアミノ酸（窒素化合物）の完全消去のための反応として**酸化的脱アミノ反応**があり，この反応には**グルタミン酸脱水素酵素（グルタミン酸デヒドロゲナーゼ）**によるものと**アミノ酸酸化酵素（アミノ酸オキシダーゼ）**によるものがある。

グルタミン酸脱水素酵素による反応は，主として肝臓のミトコンドリアで進行し，グルタミン酸がアンモニア（NH_3）を生じて α-ケトグルタル酸となる反応である。この反応には**補酵素NAD（ニコチンアミドアデニンジヌクレオチド：補酵素型ナイアシン）**が必要である（図4-8）。なお，ここで生成されたα-ケトグルタル酸は，クエン酸回路の一員としてエネルギー代謝に利用されたり，アミノ基転移反応の基質として利用されたりする。また，生成されたアンモニアは後に記す**尿素回路**で処理を受ける。

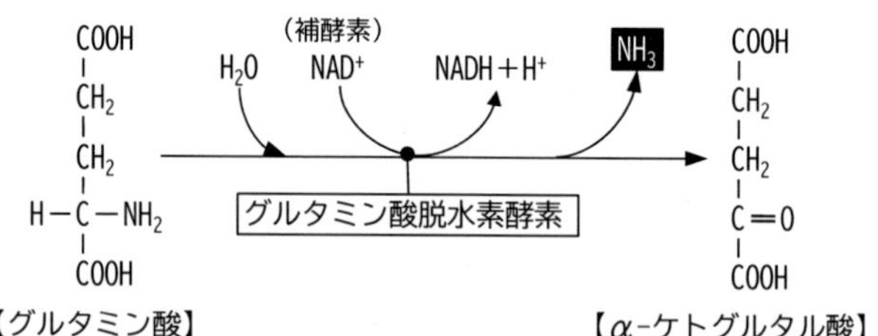

図4-8　グルタミン酸脱水素酵素による酸化的脱アミノ反応

水との反応でグルタミン酸から1分子の水素が取られるため「酸化的」となる。

アミノ酸酸化酵素による反応は，肝・腎にあるα-アミノ酸をα-ケト酸とアンモニアに分解する酵素によるもので，補酵素として**FMN（フラビンモノヌクレオチド：補酵素型ビタミンB_2）**が働く反応である（図4-9）。この反応で生じた**$FADH_2$（フラビンアデニンジヌクレオチド２水素）**は，酸素（溶存酸素）と反応して過酸化水素（H_2O_2）を生成する。この過酸化水素は生体にとって有毒（活性酸素を有し，細胞膜などの過酸化に作用する）であるため，細胞内のペルオキシソーム内の酵素であるカタラーゼによって酸化されて水に変えられる。また，この反応で生じた**イミノ酸**（イミノ基：＝NH）は，非酵素的にα-ケトグルタル酸になると同時にアンモニアを生成する。

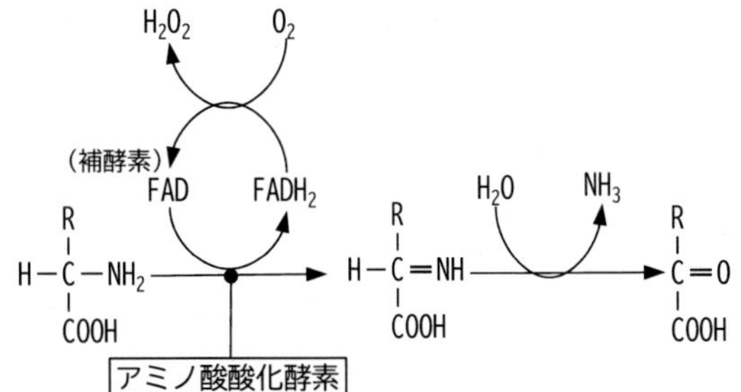

図4-9　アミノ酸酸化酵素による酸化的脱アミノ反応

（2）生成α-ケト酸からの代謝方向によるグループ（糖原性アミノ酸・ケト原性アミノ酸）

アミノ酸からアミノ基が転移されて生成されたα-ケト酸は，次の2つの流れに分かれて代謝され，その進む方向でアミノ酸をグループに分けることができる（表4-4）。

① ピルビン酸あるいはTCA回路の中間体となって糖質代謝に合流する。

このグループのアミノ酸は糖新生系に入り，グルコースを生成できることから**糖原性アミノ酸**と呼び，主に非必須アミノ酸がこれに属する（必須アミノ酸では，Thr，Met，Val）。

② アセチルCoAあるいはアセト酢酸に変化し，脂質代謝経路に合流する。

このグループのアミノ酸は，アセチルCoAから脂肪酸やステロイドに変化することから**ケト原性アミノ酸**（**ケトン体産生アミノ酸**）と呼ばれ，主に必須アミノ酸がこれに属する。なお，ケトン体産生アミノ酸のうち，ロイシンとリジンは，脂肪代謝だけに組み込まれるが，その他は糖代謝にも組み込まれる（Trpから合成可能な非必須アミノ酸であるTyrはこちらに属する）。

表4-4　糖原性アミノ酸とケト原性アミノ酸の分類

種　類	アミノ酸	備　考
糖原性アミノ酸	Gly・Ser・Ala・Cys・Met・Val・His Arg・Pro・Asp・Glu・Asn・Gln	糖質代謝系に合流
ケト原性アミノ酸	Leu・Lys	脂質代謝系のみに合流
糖原性かつケト原性	Trp・Phe・Tyr・Lie・Thr	糖質代謝系と脂質代謝系のどちらにも合流

□で囲まれたアミノ酸は，必須アミノ酸である。

（3）アンモニアの処理（オルニチン回路）

アミノ酸からアミノ基が切り離されてアンモニアが生成されるが，このアンモニアは非常に毒性か高く，血中濃度が高くなる（**高アンモニア血症**）と脳神経細胞が傷害を受けて昏睡に陥り，死に至る。このアンモニアを解毒する機構として，主として肝臓で行われる**尿素サイクル**（**オルニチン回路**）がある（図4-10）。これによって，アンモニアは比較的毒性の低い尿素に変換され，尿素は腎糸球体でろ過を受けて尿中に排泄される。

尿素サイクルの第一段階は，酸化的脱アミノ反応によって発生したアンモニア（NH_3）と二酸化炭素（CO_2）から，2分子のATPを使って**カルバミリン酸**を生成する。カルバミリン酸はその後**オルニチン**と結合してオルニチン回路の中間代謝産物である**シトルリン**となり，シトルリンはアスパラギン酸と結合してアルギニノコハク酸となる。アルギニノコハク酸は，フマル酸を遊離して，尿素の直接の前駆体であるアルギニンを生じさせる。このアルギニンは，アルギナーゼによって水解され，オルニチンと尿素を生成する。ここで生じた尿素は尿中排出されるが，オルニチンは尿素サイクルで再利用される。なお，この尿素サイクルを十分に回転させるためには，TCA回路とアミノ基転移反応が十分に進行していることが必要となる。つまり，1つの代謝系だけで進むのではなく，オルニチン回路とクエン酸回路が歯車のように回転することで，円滑に代謝が行われる。

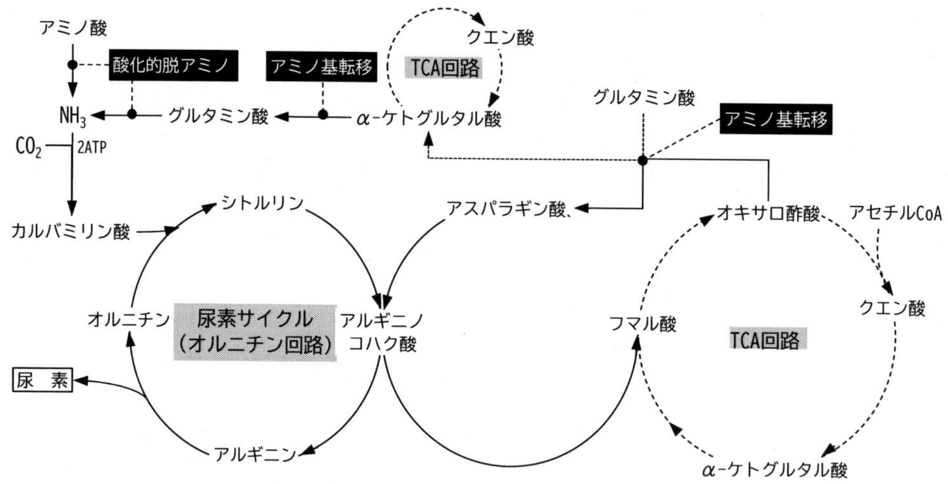

図4-10　尿素回路の概略

5．たんぱく質の働き

たんぱく質の働きをまとめると次のようになる。

① 生体の構成成分になる

細胞本体の構成成分だけでなく，筋肉（アクチン，ミオシン），骨（コラーゲン），髪や爪（ケラチン），結合組織（コラーゲン）などの構成成分になっている。

② 酵素となる

生体内での大部分の化学反応を触媒する様々な酵素の本体である。そのため，たんぱく質は熱やpHによって変性を受けるため，酵素にはその活性のための至適温度や至適pHがあり，そこから大きく外れることによって酵素は変性を受けて失活する。また，変性によって逆に活性を示すようになることもある。

③ホルモンとなる

インスリンや脳下垂体ホルモンなど代謝調節機能をつかさどるホルモン（**ペプチドホルモン**）となる。

④免疫反応に関わる

免疫反応の**抗体**となる**免疫グロブリン（イムノグロブリン：IgA, IgG, IgE, IgM）**や，免疫反応に関わるサイトカイン（インターロイキン，インターフェロンなど）となる。また，たんぱく質の栄養状態によって，マクロファージの貪食能が低下するなど，細胞性免疫の機能にも影響を及ぼす（図4-11）。

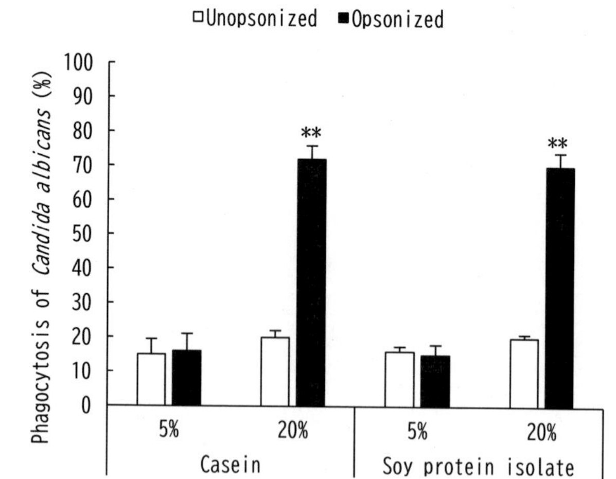

図4-11　マクロファージのカンジタ貪食能に対するたんぱく質摂取の影響

（手嶋ら，1995年）

データは，平均値±SD（各群マウス6匹ずつ）。

Opsonizeとは，微生物などの抗原に抗体や補体を結合させ，抗原がマクロファージなどの食細胞に取り込まれやすくなるようにする処理である。

UnopsonizedとOpsonizedの母平均の差の検定は，一元配置分散分析およびScheffeの多重比較検定で行われた（** p<0.01）。

⑤体液の浸透圧調節

アルブミンなどの血漿たんぱく質は分子が大きいため毛細血管を通過できないため，組織液に対して血液の浸透圧が高くなる。これを**膠質浸透圧**という。この圧によって，毛細血管の静脈側では水が組織細胞から血液中に移動し，同時に二酸化炭素や老廃物を血中に排出する（図 4-12）。

しかし，たんぱく質欠乏などによって血漿たんぱく質濃度が低下すると，膠質浸透圧も低下して血圧との圧差が変化し，組織間隙に水分が貯留して**浮腫**（むくみ）が生じる（動脈側では通常よりも強い力で水分は組織へ移動するが，静脈側では通常よりも弱い力で血液へ水分が戻されるためにバランスが崩れる）。

【正常の場合】

細動脈側
毛細血管 血流（→）
細静脈側
血圧 35mmHg
膠質浸透圧 25mmHg
圧差 10mmHg
膠質浸透圧 25mmHg
血圧 15mmHg
圧差 10mmHg

【膠質浸透圧が低下した場合】

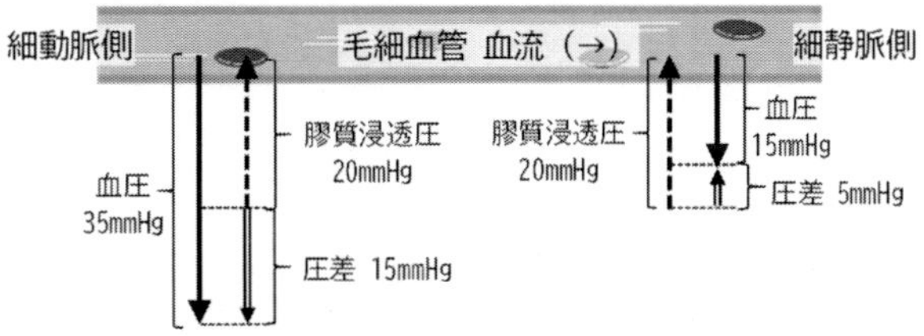

図4-12　膠質浸透圧と水の移動

⑥ 酸塩基平衡のための緩衝作用

図 4-13（図 4-2 再掲）に示すように，等電点の pH 付近でアミノ酸は両性電解質であることから分子内にプラスとマイナスの両方の電荷を持っている。これによって血中の酸や塩基（アルカリ）を補足して中和する働きがあり，血液の pH を弱アルカリ性に保っている。

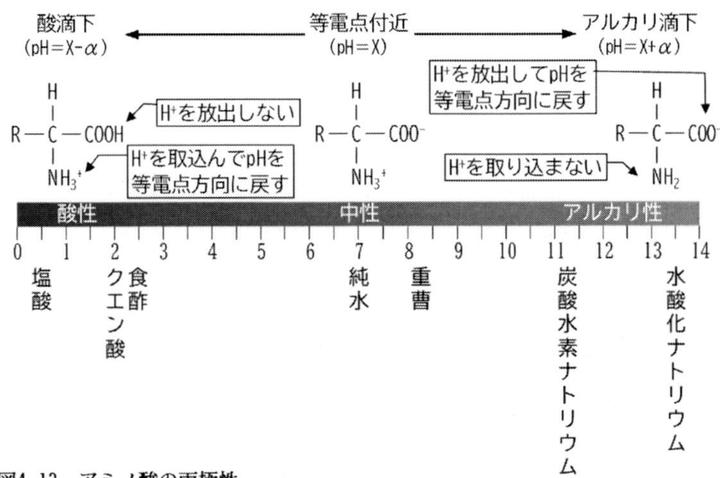

図4-13　アミノ酸の両極性

⑦ 酸素や栄養素の運搬

酸素を運搬するヘモグロビン，脂肪を運搬するリポたんぱく質，鉄を運搬する**トランスフェリン**などの本体である。また，血漿たんぱく質の約 60％を占めるアルブミンは，脂肪組織に蓄積された中性脂肪から分離された遊離の脂肪酸や，ヘモグロビンの分解で生じて胆汁色素となるビリルビンの運搬などを司る輸送たんぱく質である。

⑧ エネルギー源となる

アミノ基と炭素骨格部分に分解され，炭素骨格部分は解糖系や TCA 回路に入り，燃焼してエネルギーを生じる。この場合，たんぱく質 1g あたり 4kcal の熱量となる。

６．たんぱく質の栄養価

たんぱく質のもっとも大きな働きは，体の構成材料や体の調節を整えるための因子になること（本章５の①〜⑦）であるが，食品中のたんぱく質はその種類によって構成材料としての生体内で利用される割合（利用率）が異なる。各食品のたんぱく質を構成する必須アミノ酸の量及び組成が人体の必要に適合しているたんぱく質は利用率が高いことから，良質たんぱく質と呼ばれる。一般に動物性たんぱく質や大豆たんぱく質は良質であり，大豆以外の植物性たんぱく質は栄養価が劣る。

たんぱく質の栄養価の評価方法は，ヒトや動物を対象として摂取したたんぱく質が体内にどの程度保留されるかを測定する**生物学的評価方法**と，食品中たんぱく質を構成する必須アミノ酸の量と組成を分析して基準のアミノ酸パターンと比較して評価する**化学的評価方法**に大別される。なお，これらの方法の利点と欠点は表 4-5 の通りである。

表4-5　たんぱく質の質の評価方法としての生物学的と化学的の利点と欠点

	利　　点	欠　　点
生物学的方法	たんぱく質の摂取量，消化・吸収率，排泄量などを測定して生体内への保留量（率）を算出したり，体重の変化量の測定などを行うため，実際のたんぱく質利用の流れに即し，栄養価判定の理にかなっている。	組織たんぱく質の半減期等を考えると，多くの場合実験に要する期間が長く，生体を利用するため個体差や環境差などによる誤差も大きく，管理も煩雑になりやすい。また，現実問題として数多くの食品たんぱく質全てについてこの方法で測定することは不可能に近い。
化学的方法	食品中のたんぱく質のアミノ酸分析を行い，基準となるパターンと比較するだけであることから生物学的方法に比べて1種類の試料の判定に要する時間が格段に短い。	実際に摂取をしておらず，消化・吸収率等も考慮していないため，本来のたんぱく質の利用の流れには即していない。また，基準となるアミノ酸パターンをどうするかによって算出される栄養価の判定が異なる（ただし，現在では一般に世界的な統一基準を用いる場合が多い）。

１）生物学的評価方法

生物学的評価方法は，ヒトや実験動物などの生体を用いて実際にたんぱく質を摂取させ，その摂取量や吸収量，排泄量，体重の変化などを測定する方法であり，体重増加法や窒素出納法などがある。

（１）たんぱく質効率

たんぱく質効率（PER：Protein Efficiency Ratio）は，その名の通りたんぱく質利用の効率を成長期にある生体の体重増加でもって評価する方法である。たんぱく質摂取量の違いを考慮するため，摂取たんぱく質 1g あたりの体重増加量で示す。なお，摂取たんぱく質量や摂取エネルギー量に影響されるので，これらを一定にした条件で測定したものでなければ比較できない。

たんぱく質効率（PER）＝体重増加量／摂取たんぱく質量

（２）生物価

生物価（BV：Biological Value）は，吸収された窒素のうち体内に保留された窒素の割合（%）を示したものである。たんぱく質の栄養価が高いと吸収された窒素量に対して体内保留率が高いが，栄養価が低いと吸収されても体内に保留されずに排泄されてしまう。このことから，一定量のたんぱく質を摂取した後に吸収窒素に対する体内保留窒素の割合を測定する。

なお，たんぱく質を摂取しなくても糞中や尿中に窒素が排泄される。そのため，これら内因性の窒素排泄量を補正する必要がある。なお，内因性排泄量（無たんぱく質食摂取時）のうち糞中窒素排泄は消化液や腸粘膜の脱落，腸内細菌などに由来し，尿中排泄は体たんぱく質が常に合成・分解されていることによるものである。

生物価（BV）＝（体内保留窒素量／吸収窒素量）×100

※ 吸収窒素＝摂取窒素－（試験食摂取時の糞中窒素－無たんぱく質食摂取時の糞中窒素）
※ 体内保留窒素＝吸収窒素－（試験食摂取時の尿中窒素－無たんぱく質食摂取時の尿中窒素）

（３）正味たんぱく質利用率

正味たんぱく質利用率（**NPU**：Net Protein Utilization）は，摂取窒素量に対する体内保留窒素の割合である。なお，生物価は，体内に吸収されたたんぱく質の利用率を測定しているが消化吸収による損失をみていないため食品たんぱく質としての評価にはならない。そこで，食品たんぱく質としての価値の評価として生物価に消化吸収率を乗じた正味たんぱく質利用率が用いられる。

正味たんぱく質利用率（NPU）＝生物価×消化吸収率×100
＝（体内保留窒素/吸収窒素）×消化吸収率
＝（体内保留窒素/吸収窒素）×（吸収窒素/摂取窒素）
＝体内保留窒素/摂取窒素

（４）窒素出納

摂取窒素は主にたんぱく質に由来し，体内で過剰のアミノ酸が分解して尿中に排泄されることから，たんぱく質の出納は実質的に**窒素出納**で置き換えることが可能である。体たんぱく質が蓄積することによって窒素出納は正の状態となるが，絶食，外傷，骨折，摂取たんぱく質不足，摂取エネルギー不足，ストレス等では，体たんぱく質の分解が多くなり，窒素出納は負となる。

窒素出納＝摂取窒素量－排泄窒素量
＝摂取窒素量－（尿中窒素量＋糞中窒素量＋汗中窒素量＋経皮損失）

なお，たんぱく質は体たんぱく質の合成だけでなくエネルギー源としても利用が可能である。細胞が生きていくためにはエネルギー供給が必須であることから，摂取エネルギー不足の状態では，たんぱく質は優先的にエネルギー利用され，窒素出納は負に傾く。逆にエネルギー摂取が十分であるときには，たんぱく質は優先的に体たんぱく質合成に利用され，窒素出納は正に傾く。そこで，たんぱく質を有効に利用するためには，糖質や脂質で十分にエネルギーを確保することが重要であり，一般的にたんぱく質のエネルギー比は10～15%が良いとされている。

2）化学的評価方法

化学的評価方法は，基準とする必須アミノ酸を中心とした人体に理想的なたんぱく質 1g あたりの各アミノ酸量のパターンに対する各食品たんぱく質中の当該アミノ酸の基準に対する量の比率を比較して 100%未満のアミノ酸（**制限アミノ酸**）を調べ，その最低値のアミノ酸（**第一制限アミノ酸**）の数値を評価値とする方法である。つまり，桶を構成する板のうち１枚でも基準の高さに満たないと，そこまでしか水が入らないように，たんぱく質の質も最も低いアミノ酸の量（%）までであるという原理に基づいているのである（図 4-14）。

このときの基準とされる必須アミノ酸量のパターンは，通常，1985 年に FAO/WHO/UNU（国際食糧農業機関/世界保健機構/国連大学）が打ち立てた**アミノ酸評点パターン**（表 4-6）が用いられ，この場合の評価をアミノ酸スコア（アミノ酸価）という。そのほかに，近年はあまり利用されないが，生物学的方法で質が良いと確認されている卵のパターンを基準とした**卵価**（**エッグスコア**）や人乳を基準とした**人乳価**などもある。

なお，化学的評価方法は，機器分析によるものであることから誤差が少なく，評価も容易ではあるが，消化吸収率などを考慮していないことから，必ずしも生物学的評価方法と化学的評価方法で一致するとは限らない。

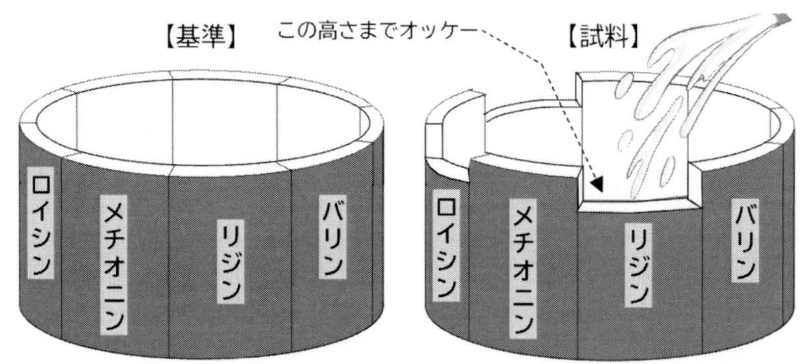

図4-14　化学的評価法によるたんぱく質の質の判定のイメージ（アミノ酸の桶）
基準となる各アミノ酸量（人体に理想的なたんぱく質1gあたりのアミノ酸量）に対する試料中の当該アミノ酸量の割合（%）で桶板を作った場合，水は一番高さの低い所までしか入らない。

表4-6　化学的たんぱく質の質判定例（アミノ酸スコア）

必須アミノ酸等		Ile	Leu	Lys	Met Cys	Phe Tyr	Thr	Trp	Val	His	アミノ酸スコア
FAO/WHO/UNU基準（2007年・成人）※ mg/gたんぱく質		30	59	45	22	30	23	6	39	15	
和牛肉かたロース 脂身つき（生）	mg/gたんぱく質	45.7	79.7	87.0	37.7	76.1	44.9	11.6	50.7	36.2	100.0
	対基準%	152.2	135.1	193.2	171.3	253.6	195.3	193.2	130.1	241.5	
しらす干し 半乾燥品	mg/gたんぱく質	42.0	76.5	86.4	38.5	76.5	44.4	11.6	49.4	27.2	100.0
	対基準%	139.9	129.7	192.0	175.1	255.1	193.2	193.4	126.6	181.1	
鶏卵 全卵（生）	mg/gたんぱく質	49.6	81.3	72.4	56.1	95.9	47.2	14.6	61.8	25.2	100.0
	対基準%	165.3	137.8	160.8	255.0	319.8	205.0	243.9	158.4	168.0	
だいず 全粒国産（乾）	mg/gたんぱく質	50.3	82.8	68.0	32.2	97.6	44.4	14.5	53.3	29.6	100.0
	対基準%	167.7	140.4	151.2	146.6	325.4	193.0	241.6	136.5	197.2	
精白米 うるち米	mg/gたんぱく質	39.3	82.0	36.1	47.5	90.2	36.1	13.8	57.4	26.2	80.1
	対基準%	131.1	138.9	**80.1**	216.1	300.5	156.8	229.5	147.1	174.9	
小麦粉 薄力粉（1等）	mg/gたんぱく質	37.3	73.5	22.9	45.8	84.3	28.9	12.0	44.6	24.1	50.9
	対基準%	124.5	124.6	**50.9**	208.1	281.1	125.7	200.8	114.3	160.6	
キャベツ（生）	mg/gたんぱく質	25.4	39.2	40.0	20.8	44.6	31.5	8.5	36.9	23.1	66.5
	対基準%	84.6	**66.5**	88.9	94.4	148.7	137.1	141.0	94.7	153.8	
キャベツのしらす和え（キャベツ100g＋しらす10g）	mg/gたんぱく質	37.944	67.477	75.14	34.953	68.785	41.308	10.841	46.355	26.168	100.0
	対基準%	126.5	114.4	167.0	158.9	229.3	179.6	180.7	118.9	174.5	

各食品のアミノ酸量の計算は，「日本食品標準成分表2015年版（七訂）」にて行った。
網掛けは制限アミノ酸であり，かつ太字が第一制限アミノ酸である。

3）アミノ酸補足効果とアミノ酸インバランス

植物性たんぱく質は，リジン，スレオニン，トリプトファン，含硫アミノ酸（メチオニン+シスチン）などで制限アミノ酸となることが多いが，動物性たんぱく質にはこれらのアミノ酸が豊富であり，制限アミノ酸を持つこと自体少ない。そこで，動物性たんぱく質と植物性たんぱく質を組み合わせて摂取することによって，互いに不足を補い合って，たんぱく質の栄養価が改善される。これを**アミノ酸の補足効果**という。例えば，表4-6において，キャベツの第一制限アミノ酸はロイシン（Leu）であり，アミノ酸スコアは66.5であるが，キャベツ100gにしらす干し10gを加えた「蒸しキャベツのしらす和え（調味料は考慮していないが）」という料理単位でみるとキャベツの制限アミノ酸にしらす干しのアミノ酸が補足され，制限アミノ酸がなくなる。

通常，**動物性たんぱく質比**（総摂取たんぱく質に対する動物性たんぱく質の%）が40%以上であれば，その食事のたんぱく質の栄養価は十分に高いと考えてよいが，動物性たんぱく質の摂取過剰は動物性脂肪の摂取過剰にもつながるため，40～50%の範囲で考える。

しかし，制限アミノ酸を補足しようとして単一のアミノ酸や一部のアミノ酸を多量に摂取するとかえって栄養価が低下したり，過剰毒性が見られたりすることがある。このような現象を**アミノ酸インバランス**という。

臨床栄養への接続

★先天性代謝異常症（フェニルケトン尿症）

体内で行われる代謝のほとんどで，その代謝特有の酵素が関与している。酵素の生成はその酵素を構成するたんぱく質の遺伝子情報に基づいているが，生まれつきこの遺伝子情報に異常があると，その酵素が関与する一連の代謝ができない。このような疾患を**先天性代謝異常症**という。

とくに，アミノ酸代謝に関わる酵素を生成するための遺伝子に異常があると，代謝される前のアミノ酸が蓄積し，それが尿中に排泄されることになる。これをアミノ酸代謝異常症といい，多くの場合知能障害を伴う。その代表として，フェニルアラニン・チロシン代謝の異常である**フェニルケトン尿症**（PKU）がある。

必須アミノ酸であるフェニルアラニンは，**フェニルアラニン水酸化酵素**（**フェニルアラニンヒドロキシラーゼ**）によって非必須アミノ酸であるチロシンに容易に変化する。その後，チロシンからメラニン色素や，ドーパミン，アドレナリン，ノルアドレナリンといった**カテコールアミン類**（興奮性の神経伝達物質やホルモン）に変化する（参考図）。しかし，染色体異常によって生まれつきフェニルアラニン水酸化酵素を生成できない先天性代謝異常症であるフェニルケトン尿症では，フェニルアラニンをチロシンに変換することができず，フェニルアラニンからフェニルピルビン酸やフェニル酢酸といった**フェニルケトン体**を生成する代謝過程が進行する。

フェニルケトン尿症の場合，メラニン色素の生成量が通常に比べて少ないため，アルビノになるほか，興奮性物質であるドーパミン，ノルアドレナリン，アドレナリンなどの生成も少ないために外界無関心（自閉気味）になる。そして，もっとも問題となるのは，フェニルケトン体は脳神経の発達を阻害することから，そのままでいると知的障害が発生する。そこで，出生直後のスクリーニングによってフェニルケトン尿症が判明した場合，フェニルアラニン制限の食事療法（フェニルアラニンは必須アミノ酸であるため完全除去にはしない）を開始し，脳の発達が終了する15歳程度まで継続する。なお，乳児期においてはフェニルアラニン制限をした治療乳（ロフェミルクやフェニトール）で授乳し，離乳後はフェニルケトン尿症を対象とした食品交換表などで低フェニルアラニン食を実施する。

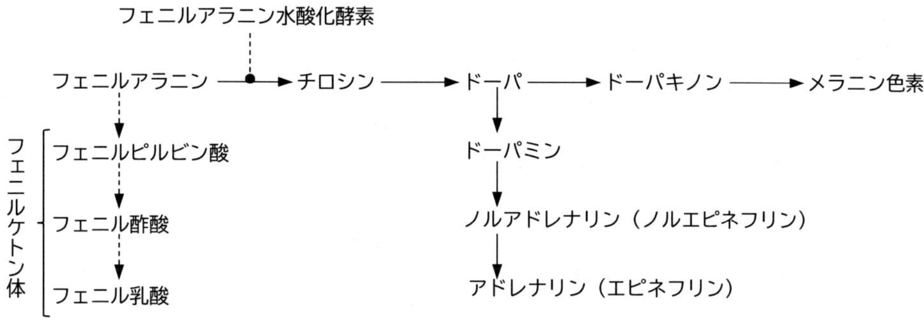

参考図　フェニルアラニン・チロシン代謝

★2種類のたんぱく質欠乏症

著しいやせをきたす低栄養状態に，**たんぱく質・エネルギー栄養障害**（Protein-Energy Malnutrition：**PEM**）があり，その中に全体的な栄養欠乏である**マラスムス**と，エネルギーは比較的足りているもののたんぱく質のみが極端に欠乏した**クワシオコル**（**カシオコア**ともいう）の2タイプがある。

飢餓状態には大きく2種類あり，1つは，もうひとつは，エネルギーは足りているもののたんぱく質のみが欠乏したカシオコアである。マラスムスでは血中アルブミン濃度にさほど変化がないが，カシオコアの場合血中アルブミン濃度が極度に低下し，浮腫をともなうのが特徴である。

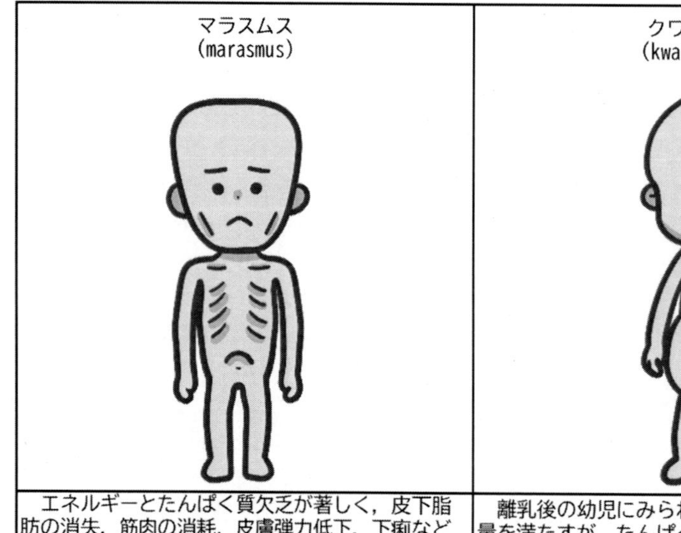

マラスムス	クワシオコル
エネルギーとたんぱく質欠乏が著しく，皮下脂肪の消失，筋肉の消耗，皮膚弾力低下，下痢などがみられ，脈拍・血圧低下，貧血，免疫能低下を生じる。但し，筋肉からアミノ酸が放出され，肝臓にアルブミン合成は低下は目立たず（膠質浸透圧の低下は少ない）血圧も低下するため，一般に浮腫は出現しない。	離乳後の幼児にみられ，エネルギーはほぼ必要量を満たすが，たんぱく質摂取が不足が著しい。クワシオコルでは筋肉量が低下し，肝臓におけるアルブミン合成が低下が顕著となる一方で血圧低下は少ないための全身浮腫，下痢，皮膚炎，食欲不振がみられ，貧血や免疫能の低下もきたす。

参考図　マラスムスとクワシオコルの比較

第５章　ビタミンの栄養

1．ビタミンの定義と分類

1）ビタミンとは

体構成成分の素材は食物成分であるが，その摂取された成分をそのまま体に反映しているのではなく，必要な物質を体内で合成している。その合成反応を調節する各種微量成分の 1 つに**ビタミン**がある。

このビタミンは，生体機能を正常に維持するために必須の微量栄養素であり，体内代謝において，エネルギーや体構成成分そのものにはならないが，補酵素や調節因子として生理活性を示す有機化合物である。また，十分に体内で合成されないため食物成分として摂取する必要がある。さらに，欠乏することによって欠乏症状が現れる。これらのことから，ビタミンは，「体構成成分やエネルギーにはならないが，体内のあらゆる代謝の調節に必要であり，微量でその効果を発揮するが，欠乏することによって重大な臨床症状を呈する微量栄養素」とも定義することができる。

2）ビタミンの分類

ビタミンはその溶解性か水に溶けない**脂溶性ビタミン** 4 種と，水に溶ける**水溶性ビタミン** 9 種類の計 13 種類が分類されている（表 5-1）。水溶性ビタミンは主に補酵素として，脂溶性ビタミンは主に遺伝子（たんぱく質合成）の調節反応に関わっており，それぞれについて食事摂取基準が策定されている。

表 5-1 の通り，いずれのビタミンも特有の欠乏症が存在する。また，脂溶性ビタミンは体内脂肪に蓄積されやすいため過剰症も認められている。一方，水溶性ビタミンにも過剰症はあるが，過剰摂取の場合吸収率が低下し，吸収されても過剰分は容易に尿中に排泄されるため，通常の食品摂取による過剰症の発症は非現実的である。

なお，ビタミンの名称は，発見された順に A，B，C などアルファベットでつけられた。しかし，各ビタミンの特有の作用を示す化合物は 1 つだけとは限らず，誘導体を含めると複数の場合が多く，例えばビタミン B の場合それぞれが B_1，B_2 などに区別され，その総称でビタミン B 群と呼ばれている。さらに各ビタミンの化学構造も明らかになって整理され，アルファベットやサブタイプ番号が抜けたものもあり，また化学名称もつけられるようになった。

なお，ビタミンは五大栄養素の中では最も新しく発見された栄養素であり，その研究も 20 世紀になってから本格的に行われたものであるため，まだまだ謎の部分も多い。

2．脂溶性ビタミンの働き

1）ビタミン A（レチノール）

（1）ビタミン A とプロビタミン A

ビタミン A には，A_1（**レチノール**）と A_2（デヒドロレチノール）があるが，通常ビタミン A という場合は A_1（レチノール）を指し，末端残基の種類によってレチノール，**レチナール**，**レチノイン酸**に分類される（図 5-1）。

生体内でビタミン A に変換される物質があり，これらをプロビタミン A という。**プロビタミン A** には α，β，γ などのカロテンやクリプトキサンチンなどのカロテノイドがあるが，中でも β-カロテンは食品中に多く含まれ，生理効果も高い。なお，ビタミン A は動物性食品に多く含まれるが，プロビタミン A は植物性食品に多く含まれる。

表5-1　ビタミンの種類と代表的な欠乏症・過剰症

	通称	主な化学名称	代表的な欠乏症・過剰症
脂溶性	ビタミンA	ﾚﾁﾉｰﾙ ﾚﾁﾅｰﾙ	欠乏症：夜盲症，眼球乾燥症，皮膚角化症 過剰症：頭痛，吐き気，下痢，肝肥大，胎児奇形
	ビタミンD	ｴﾙｺﾞｶﾙｼﾌｪﾛｰﾙ ｺﾚｶﾙｼﾌｪﾛｰﾙ	欠乏症：くる病（乳幼児），骨軟化症（成人），骨粗鬆症（高齢者） 過剰症：高カルシウム血症，腎結石
	ビタミンE	ﾄｺﾌｪﾛｰﾙ	欠乏症：動脈硬化，貧血（赤血球寿命低下） 過剰症：成人では報告なし。ただし，低体重出生児では出血傾向が示されている。
	ビタミンK	ﾌｨﾛｷﾉﾝ ﾒﾅｷﾉﾝ	欠乏症：出血傾向（血液凝固遅延） 過剰症：メトヘモグロビン血症，吐き気
水溶性	ビタミンB_1	ﾁｱﾐﾝ	欠乏症：脚気，多発性神経炎，疲労感，ウェルニッケ脳症 過剰症：50mg/日以上の慢性摂取で頭痛・不眠などが報告されているが，過剰分は尿中排泄されやすく，摂取量も非現実的。
	ビタミンB_2	ﾘﾎﾞﾌﾗﾋﾞﾝ	欠乏症：口内炎，口角炎，口唇炎，舌炎 過剰症：尿中に特に排泄されやすいため，過剰摂取の影響は受けにくい。
	ナイアシン	ﾆｺﾁﾝ酸 ﾆｺﾁﾝｱﾐﾄﾞ	欠乏症：ペラグラ（皮膚炎，下痢，めまい，錯乱等精神神経症状） 過剰症：治療薬としての大量投与によって消化不良，下痢，便秘，肝障害などが報告されている。
	ビタミンB_6	ﾋﾟﾘﾄﾞｷｼﾝ ﾋﾟﾘﾄﾞｷｻﾐﾝ	欠乏症：口内炎，皮膚炎，中枢神経障害 過剰症：g単位を数か月の摂取で感覚神経障害が観察されているが，g単位での摂取は非現実的。
	ビタミンB_{12}	ｼｱﾉｺﾊﾞﾗﾐﾝ ﾒﾁﾙｺﾊﾞﾗﾐﾝ	欠乏症：巨赤芽球性貧血（悪性貧血） 過剰症：過剰摂取の場合，吸収に必要な内因子が飽和して吸収率が低下するため，通常では過剰症は認められていない。
	パントテン酸		欠乏症：神経障害，皮膚炎 過剰症：報告なし。
	ビオチン		欠乏症：皮膚炎 過剰症：報告なし。
	葉酸		欠乏症：巨赤芽球性貧血，口内炎，舌炎，胎児神経管発育不全 過剰症：悪性貧血患者における大量投与で，神経障害，蕁麻疹，呼吸困難などの報告がある。
	ビタミンC	ｱｽｺﾙﾋﾞﾝ酸	欠乏症：壊血病（コラーゲン生成低下），抵抗力低下 過剰症：一般に過剰症はないが，3～4g/日以上（推奨量の30～40倍）の摂取で下痢が生じると報告されている。

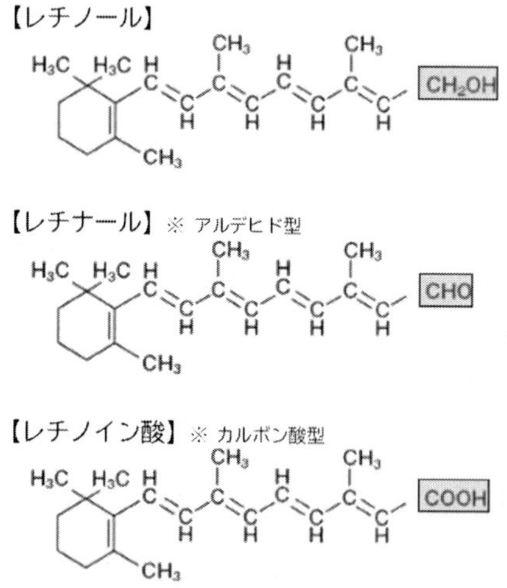

【レチノール】

H_3C　H_3C　CH_3　CH_3　CH_2OH

【レチナール】※ アルデヒド型

H_3C　H_3C　CH_3　CH_3　CHO

【レチノイン酸】※ カルボン酸型

H_3C　H_3C　CH_3　CH_3　COOH

図5-1　ビタミンAの構造

レチノールは末端残基の種類で3つに分類される。

なお，ビタミンAに比べてβ-カロテンの消化吸収率は1/6と低く，体内でのレチノールへの変換効率は1/2であることから，β-カロテンの**レチノール活性当量**としてはレチノールの1/12（消化吸収率1/6×変換効率1/2＝1/12）である。なお，α-カロテン，β-クリプトキサンチン，その他プロビタミンAカロテノイドの活性当量は1/24であることから，食品中のビタミンA含量は，レチノール活性当量として次式で求められる。

レチノール活性当量（μg RAE）＝レチノール(μg)＋β-カロテン(μg)×1/12＋α-カロテン(μ)×1/24
＋β-クリプトキサンチン(μg)×1/24
＋その他プロビタミンＡカロテノイド(μg)×1/24

（2）ビタミンＡの代謝と栄養学的機能

吸収されたビタミンＡは，レチナールとレチノイン酸に代謝される。また，プロビタミンＡ（β－カロテン）は，小腸で必要に応じてビタミンＡに変換されるが（β－カロテンを過剰に摂取しても過剰症は発現しない），そのままでもリポたんぱく質の成分として血液中を移動し，脂肪組織や肝臓，筋肉にβ－カロテンとしても存在している。

レチナールとレチノイン酸にはそれぞれ表 5-2 に示すような生理作用があるほか，β－カロテンなどカロテノイドには強い抗酸化作用があることから，活性酸素やフリーラジカルによる老化現象や疾病の発症予防に関与しているほか，とくに発ガン抑制への関わりが注目されている。

表5-2　レチナールとレチノイン酸の生理作用

生理作用	レチナール	レチノイン酸
成長促進作用	◎	◎
視覚作用	◎	×
生殖作用	◎	△
皮膚正常保持作用	○	◎
制ガン作用	○	◎
糖たんぱく質・糖脂質合成	◎	○
聴覚作用	◎	×
味覚佐生	◎	◎
細胞分化・発生能	—	◎

◎完全に有する　○ほぼ有する　△一部有する　×まったくない
—それ自体の直接的作用か不明

これらの作用を踏まえてビタミンＡとしての栄養学的機能をまとめると次の通りである。

① レチナールとたんぱく質であるオプシンが結合して，目の網膜の桿体細胞に存在する光感受性物質である**ロドプシン**を合成する。

② 上皮組織における粘膜の糖たんぱく質（粘液）の合成に関与し，上皮の機能を正常に維持する。

③ 成長促進，細胞増殖と分化の制御，免疫機能の維持などに関与する。

（3）ビタミンＡの欠乏症と過剰症

ビタミンＡ欠乏で最も代表的なものは**夜盲症**である。実際，古代エジプトのヒエログリフ（象形文字）にも夜盲症（鳥目）には肝臓が良いという記述が残されている（もちろんこの当時にビタミンＡが肝臓に多いことは分かっておらず，食習慣からの経験による記述である）。

視覚感知では光の感受が不可欠である。明るいところから暗いところに移動したときにはじめは周りが見えないが，次第に目が慣れて見えるようになる。これを暗順応というが，これはロドプシンの合成促進によってロドプシン量が増加するためである。逆に暗いところから明るいところへ移動したときに，最初はまぶしくて見えないが，次第に見えるようになる明順応は，ロドプシンの分解によるものである。しかし，ビタミンＡが欠乏すると，ロドプシン合成ができなくなるため，暗順応を起こすことができず，暗いところで見えなくなる夜盲症となる（図 5-2）。

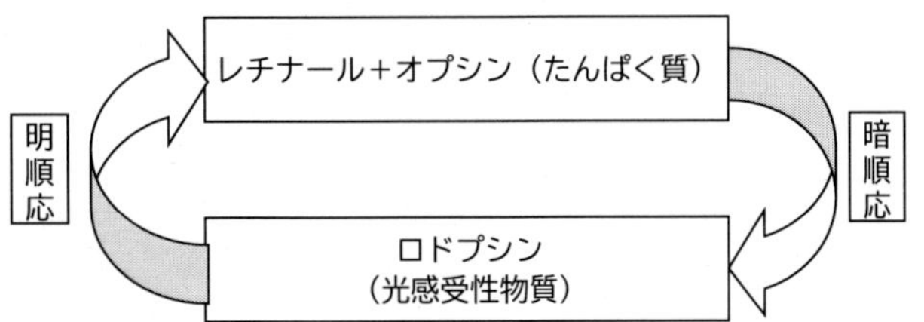

図5-2　暗順応と明順応に関わるレチナール（ビタミンA）

そのほかの欠乏症としては，体重減少，上皮組織の角質化による皮膚や粘膜の乾燥によって，口腔，泌尿器，呼吸器などが障害されて細菌感染に対する抵抗力の低下もあり，失明することもある。

一方，過剰摂取ではとくに肝臓に蓄積されて過剰症が発症する（肝臓肥大など）。急性では脳圧亢進によって頭痛，吐き気などの症状を呈し，慢性では成長停止と体重低下，関節痛，脂肪肝，甲状腺機能低下などの症状がみられる。

また，ビタミンＡは細胞増殖と分化の制御に関与していることから，過剰摂取によって妊婦では奇形児の発生，子どもでは骨の異常が起こる危険性も報告されている。

2）ビタミンD（カルシフェロール）

（1）ビタミンDとプロビタミンD

ビタミンD（**カルシフェロール**）には，植物起源の**ビタミンD_2**（**エルゴカルシフェロール**）と動物起源の**ビタミンD_3**（**コレカルシフェロール**）などが存在するが，この両者の効力は同等である。

ビタミンDの**プロビタミンD**のうち，植物性食品（きのこなど）にはプロビタミンD_2（エルゴステロール）があるほか，動物の皮膚にはプロビタミンD_3（**7-デヒドロコレステロール**）がある。

7-デヒドロコレステロールは，アセチルCoAからのコレステロール合成の最終段階で生成される。7-デヒドロコレステロールは，紫外線を受けることによる光化学反応で，ビタミンD_3（コレカルシフェロール）となる。しかし，この段階では活性はなく，肝臓で25-ヒドロキシビタミンDとなり，次いで腎臓で活性化を受けて1α,25-ジヒドロキシビタミンD（**活性型ビタミンD**）となる（図5-3）。この過程は，**副甲状腺**（**上皮小体**）ホルモンである**パラトルモン**によって促進される。

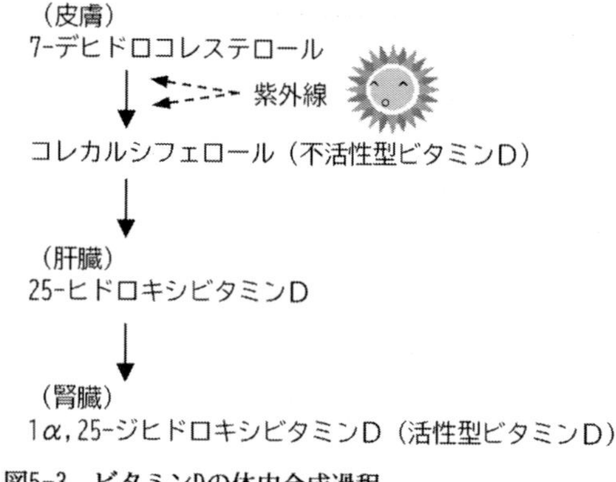

図5-3　ビタミンDの体内合成過程

（2）ビタミンDの栄養学的機能

ビタミンDの最も重要な働きは，小腸におけるカルシウム吸収促進作用である。腎臓で活性化を受けたビタミンDは，小腸粘膜において**カルシウム結合たんぱく質**の合成（遺伝子発現）を促進し，カルシウムの吸収を高める。この結果，血中カルシウム濃度は上昇し，骨へのカルシウムの貯蔵が亢進する。さらに，腸管からのリンの吸収も促進する作用も併せ持ち，この結果骨や歯の石灰化を促進することで骨歯を強くする。

（3）ビタミンDの欠乏症と過剰症

ビタミンDの主な役割から，の欠乏症と過剰症は，カルシウムの欠乏症・過剰症と連動する。

ビタミンDは紫外線を受けて体内で合成されることから，欠乏症については，代謝異常を除けば，日射量の少ない地域に多くみられる。ビタミンDが欠乏することによって，カルシウムやリンの腸管からの吸収量が低下し，骨の石灰化が障害されることによって，成人では骨軟化症（骨質の問題であり，骨の硬度が低下し病的骨折を起こす），小児では**くる病**（関節の腫れ，四肢奇形，病的骨折）が発生する。

ビタミンD過剰症では，食欲不振や体重減少がおこるほか，血中カルシウム濃度が高くなるため，腎臓や心臓，動脈などの組織にカルシウムが沈着し，腎臓では腎結石から腎不全，循環器系は動脈硬化や心筋梗塞が発生する。

3）ビタミンE（トコフェロール）

天然の**ビタミンE**（**トコフェロール**）には，α，β，γ，δの４種類が存在するが，生理活性はαが最も強い。

ビタミンEは吸収後，リポたんぱく質の形で輸送され，脂肪組織や筋肉，肝臓，骨髄など体内に広く分布するが，非常に酸化されやすいため，生体内における脂溶性物質の抗酸化剤として働く。また，酸化されたビタミンCの還元にも役立っている。したがって，過酸化脂質となりやすい多価不飽和脂肪酸を多く含む脂質の摂取量が増加すると，ビタミンEの必要量も同時に増加する。

生体膜で過酸化脂質が生成されると膜が損傷し，赤血球では溶血が起こるなど生体膜の機能障害が発生する。ヒトにおいてビタミンE欠乏による明確な欠乏症は認められていないが，溶血の感受性が増大するほか，過酸化傷害に伴う問題（動脈硬化，細胞の老化・ガン化）が考えられる。動物ではビタミンE欠乏によって不妊症や筋肉の萎縮などが起こると報告されている。なお，過剰症については現在のところ認められていない。

4）ビタミンK（フィロキノン，メナキノン）

ビタミンKには，K_1（**フィロキノン**：緑葉に多い），K_2（**メナキノン**：腸内を含む細菌が産生する），K_3（**メナジオン**：合成品）などがある。

ビタミンK依存性たんぱく質は生体内に多く存在するが，その一つにビタミンK依存性カルボキシラーゼの関与する反応がある。この反応で最もビタミンKで問われるのは血液凝固との関連である。ビタミンKはγ－カルボキシグルタミン酸残基を含むたんぱく質の合成に関与するが，この残基はカルシウムの結合部位となり，血液凝固に関与する**プロトロンビン**や骨形成に関与する**オステオカルシン**の合成に関わる。すなわち，ビタミンKは肝臓におけるプロトロンビン合成に必要であり，欠乏するとプロトロンビンの減少に伴う**血液凝固遅延**（**プロトロンビン時間の延長**）による出血傾向をもたらす（図5-4）。とくに，新生児では腸内細菌が少ないことと，母乳中に溶血因子が若干含まれることやビタミンKが少ないことによって，頭蓋内出血（**突発性乳児ビタミンK欠乏症**）や腸管内出血（**新生児メレナ**）の原因となる。そのため，現在では早期新生児期の終わり（生後1週間程度）と，新生時期の終わり（生後1ヶ月程度）にビタミンKシロップを予防のために飲ませる措置をとっている。

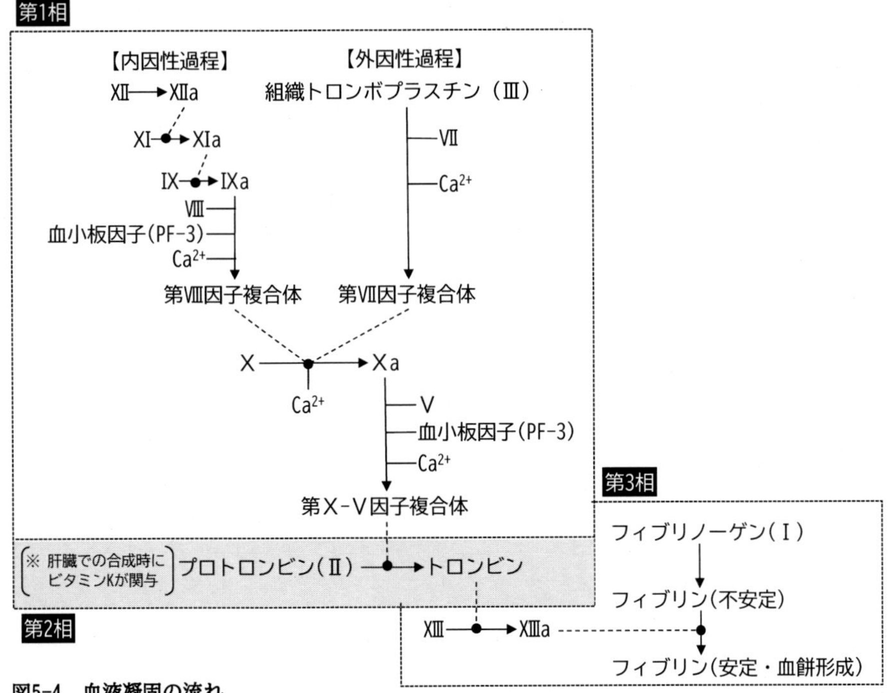

図5-4　血液凝固の流れ

また，先に記したように，ビタミンKはオステオカルシンを活性化し，骨形成を促進する働きも持つ。なお，オステオカルシンは，骨形成マーカーとして用いられる骨の非コラーゲン性たんぱく質として25%を占めるたんぱく質である。骨芽細胞のビタミンK依存性カルボキシラーゼによって，たんぱく質のγ-グルタミン残基に炭酸イオンが付加されたものである。 鉱質形成やカルシウムイオンの恒常性維持に寄与していると考えられており，骨形成の負の制御因子であるともされているが，その役割については明らかになっていない。さらに，ホルモンとしての作用もあり，膵臓のβ細胞に働いてインスリン分泌を促進したり，脂肪細胞に働インスリン感受性を高めるたんぱく質であるアディポネクチンの分泌を促進したりするとの報告がある。

ビタミンKの過剰症について，とくに毒性は認められていないため食事摂取基準で上限量は設定されていないが，乳児では溶血性貧血およびそれに伴う高ビリルビン血症（重度の黄疸）を引き起こし，成人では呼吸困難や貧血などを引き起こすことが懸念されている。なお，乳児における高ビリルビン血症は，ビリルビンが大脳基底核に沈着結合し，脳性まひの原因となる。また，成人において血栓治療として抗凝血薬である**ワーファリン**服用時には，ビタミンKを含む納豆の摂取は禁忌とされている。

３．水溶性ビタミンの働き

１）ビタミンB_1（チアミン）

ビタミンB_1（**チアミン**）はリン酸化されて，糖質エネルギー代謝の酵素（ペントースリン酸回路で関与するトランスケトラーゼ，ピルビン酸からアセチル CoA への変換に関与する**ピルビン酸脱水素酵素**，TCA 回路内の α-ケトグルタル酸からスクシニル CoA への変換に関与する α-ケトグルタル酸脱水素酵素）活性のための補酵素である**チアミンピロリン酸**（**チアミン２リン酸：TPP**）となる。

ビタミンB_1が欠乏すると**脚気**となり，食欲不振，疲労感，腱反射（膝蓋腱反射等）低下，末梢神経炎，心機能障害（**脚気心**），浮腫などの症状を呈する。また，アルコール常用者においては**ウェルニッケ脳症**（ウェルニッケ・コルサコフ脳症）もみられることがある（慢性アルコール中毒患者に多く，アルコール分解の際にビタミンB_1が消費される事と，偏食が関与していると考えられる）。これらの欠乏症は，ビタミン B_1 の摂取不足はもちろんのこと，糖質摂取過多などによるビタミンB_1消費の増大などによっても発生することが考えられる。

過剰症については，50mg/日以上の慢性摂取は，頭痛や不眠などの臨床症状が報告されているが，過剰に摂取しても組織飽和量超過分は速やかに尿中排泄され，通常の食品からはもちろんビタミン剤等の服用でも容量・用法をよほど逸脱しない限り過剰症は認められない。

２）ビタミンB_2（リボフラビン）

ビタミン B_2（**リボフラビン**）は，橙黄色（疲労回復のためのドリンク剤などの色が黄色いのはこのため）で，蛍光を発する。また，光に対して極めて不安定で分解しやすい（ドリンク剤が褐色ビンに入っているのはこのため）。生体内ではリン酸１分子と結合した**フラビンモノヌクレオチド**（**FMN**），核酸の成分であるアデニンヌクレオチドと結合した**フラビンアデニンジヌクレオチド**（**FAD**）として存在する。

FMN と FAD の多くは数種類の酸化還元酵素に固く結合して存在するが，これらの酵素はフラビン酵素として知られ，TCA 回路，脂肪酸の酸化，電子伝達系などの酵素として生体内の重要な酸化還元反応に関与し，糖質，脂質，たんぱく質からのエネルギー（ATP）生成に関与している。

欠乏症には，口角炎，口唇炎，舌炎，皮膚乾燥，皮膚炎（脂漏性皮膚炎）などがあるが，過剰症については尿中排泄が非常に容易であることから認められていない。

３）ナイアシン（ニコチン酸，ニコチンアミド）

ナイアシンは，**ニコチン酸**および**ニコチンアミド**の総称であり，必須アミノ酸のトリプトファンから合成され，トリプトファン 60mg がナイアシン 1mg に相当する効果を示すことから，ナイアシン 1mg またはトリプトファン 60mg を 1mgNE（1mg ナイアシン当量）という。

体内でナイアシンはおもにリボース，リン酸，アデノシンと結合して**ニコチンアミドアデニンジヌクレオチド**（**NAD**），あるいは**ニコチンアミドジヌクレオチドリン酸**（**NADP**）のかたちで存在して補酵素として作用する。

NAD，NADP は生体内に最も多く存在する補酵素であり，アルコール脱水素酵素，イソクエンサン脱水素酵素，グルコース-6-リン酸脱水素酵素など多くの脱水素酵素の補酵素として，脱水素反応や還元反応における水素転移（水素供与）に関与し，糖質，脂質，たんぱく質の代謝を通して，ATP 生成過程に必要である。

ナイアシンが欠乏すると**ペラグラ**になり，皮膚炎，下痢，頭痛，めまい，幻覚，錯乱などの神経障害などの症状が発生する。しかし，トリプトファンから合成されるため，たんぱく質欠乏を伴わないと発生しにくい。一方，過剰症については治療薬としての大量投与で消化不良，下痢，便秘の他，肝障害も生じることが報告されており，食事摂取基準では耐容上限量も設定されている。

4）ビタミン B_6（ピリドキシン，ピリドキサール，ピリドキサミン）

ビタミン B_6 作用を持つ物質は，**ピリドキシン**，**ピリドキサール**，**ピリドキサミン**とそれぞれのリン酸エステルであり，その中でも**ピリドキサールリン酸**はアミノ基転移反応やアミノ酸脱炭酸反応（セロトニン，ドーパミン，アドレナリンなどの生理活性アミンの合成）などにおける補酵素としてアミノ酸代謝に広く関わっている。したがって，たんぱく質摂取量に依存してビタミン B_6 の必要量も増加する。

ビタミン B_6 は腸内細菌によって合成されることもあり，欠乏症は起こりにくいが，欠乏すると，アミノ酸代謝異常となり，成長停止，食欲不振，皮膚炎，口内炎などのほか，ホモシステインの尿中排泄量が増加し，中枢神経異常（痙攣）などの症状を呈する。また，過剰症が g 単位で数か月という長期間の大量摂取で感覚神経障害が観察されており，食事摂取基準でも耐容上限量が示されている。

5）ビタミン B_{12}（コバラミン）

ビタミン B_{12}（コバラミン）は，構造の中心にコバルト（Co）を持つ赤色の針状結晶であり，化学名としてはアデノシルコバラミン，メチルコバラミン，ヒドロキシコバラミン，シアノコバラミンの 4 種があり，補酵素型は，**アデノシルコバラミン**，**メチルコバラミン**である。

ビタミン B_{12} は微生物によってのみ合成され，動物の肝臓に貯留されている。このビタミン B_{12} の吸収には，胃粘膜から分泌される内因子（**キャッスル内因子**）が必要であり，この内因子と結合して回腸から吸収される。したがって，胃切除者や萎縮性胃炎はもちろんのこと，胃液分泌の低下した高齢者などでは，ビタミン B_{12} の吸収が低下する。なお，補酵素型であるアデノシルコバラミンは異性化や脱離，転移反応に関わり，メチルコバラミンは，メチル基転移（C1 代謝）に関わっている。

ビタミン B_{12} は腸内細菌による合成があるため一般には欠乏しにくいが，欠乏すると DNA 合成の障害から赤血球の成熟が阻害され，図 5-5 に示す**悪性貧血**（**巨赤芽球性貧血**）が発生することがよく知られており，とくに胃の全摘出者は胃粘膜から分泌される内因子がないため定期的にビタミン B_{12} の静注が必要である。その他に，ビタミン B_{12} 欠乏によってメチルマロン尿症，ホモシステイン尿症が生じる。

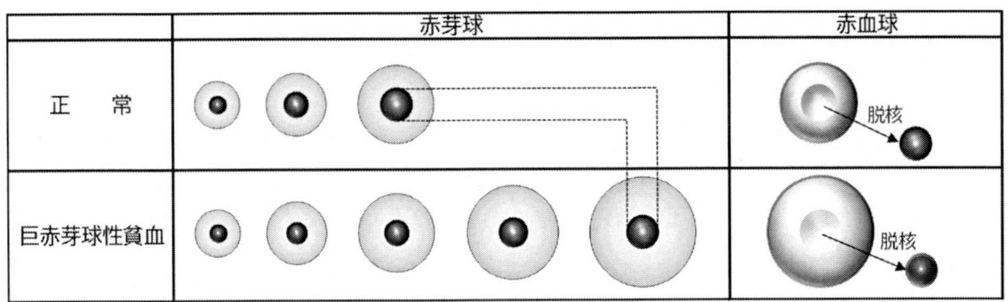

図5-5　赤血球の成り立ちと巨赤芽球性貧血

骨髄液中の赤色細胞（造血幹細胞）から分化した赤芽球の核が成熟すると脱核し，赤血球となって血液を流れる（このとき，ミトコンドリアも同時に抜かれるため，赤血球は解糖系に頼ってエネルギーを産生する）。巨赤芽球性貧血では，赤芽球のサイズの拡大に対して核の成熟が遅く，脱核したときには巨大な赤血球となっている。そのため異常な赤血球として認識されて破壊（溶血）される。

6）葉酸（プテロイルグルタミン酸）

葉酸（**プテロイルグルタミン酸**）は，体内では還元されて補酵素型の**テトラヒドロ葉酸**となっている。

葉酸は，活性 C1 の運搬体（転移反応の補酵素）やアミノ酸（グリシン）の代謝に補酵素として関与している。とくに核酸合成の材料であるプリンおよびピリミジン生成反応における補酵素として働くため，細胞の分裂や機能に関わり，ビタミン B_{12} と協調して正常な造血作用に重要である。

腸内細菌によって合成されることから，通常では欠乏症は起こりにくいとされるが，欠乏すると造血臓器が障害を受け，**悪性貧血**（**巨赤芽球性貧血**）となるほか，白血球減少や食欲不振，舌炎，口内炎などの症状を呈し，血中ホモシステイン濃度が上昇する。

さらに，葉酸欠乏は妊婦の場合，胎児の神経管閉鎖障害や脊椎分離症などの奇形が発生する。しかし，妊娠に気がつく頃には，すでに胎児では神経をはじめ基本的な器官が完成しつつあり，その時期になって葉酸摂取に気をつけたのでは時期的にはすでに遅い（神経管の閉鎖は受胎後約 28 日)。したがって，妊娠前から積極的に摂取しておく必要がある。

なお，過剰摂取した場合には内因子が飽和するため吸収量が低下することから，過剰症は認められていない。

7）パントテン酸

パントテン酸は，ピルビン酸や脂肪酸からのアセチル CoA 生成や，α-ケトグルタル酸からのスクシニル CoA や脂肪酸合成に必要なコエンザイム A（CoA：補酵素 A）の構成成分として，糖代謝や脂質代謝に重要である。

コエンザイム A は，酸化還元反応，転移反応（アシル基転移反応など)，加水分解反応，合成反応など生体内の主要な反応すべてに関与し，とくに糖代謝，脂質代謝に関わる。

ヒトにおける欠乏症は明確ではないが，体重減少（成長障害）や皮膚炎，脱毛症などが認められるほか，精神抑うつ，末梢神経障害などを呈する。ただし，パントテン酸は，食品中に広く分布するほか，腸内細菌によっても合成されることから，通常では欠乏症になりにくい。なお，過剰症は知られていない。

8）ビオチン

ビオチンは化学名称であり，かつ補酵素である。多くの炭酸固定反応や炭酸転移の補酵素として重要であり，**アセチル CoA カルボキシラーゼ**（脂肪酸合成経路：アセチル CoA→マロニル CoA）や**ピルビン酸カルボキシラーゼ**（ピルビン酸→オキサロ酢酸）など炭素固定反応の補酵素として，糖新生やアミノ酸代謝，脂肪酸合成に関わっている。

ビオチンは腸内細菌によって合成されていることから欠乏症は起こりにくいが，生卵を多量に食べると，卵白中の**アビジン**というたんぱく質と結合し，吸収が阻害され，皮膚炎，脱毛，食欲不振，悪心，筋肉痛などの欠乏症状を発生させることが懸念されている。ただし，アビジンは，加熱されるとビオチンとの結合作用は消失する。なお，過剰症は認められていない。

9）ビタミン C（アスコルビン酸）

ビタミン C には還元型ビタミン C（**アスコルビン酸**）と酸化型ビタミン C（**デヒドロアスコルビン酸**）があり，補酵素型はない。狭義には補酵素としては作用せず酵素反応の補因子として生体内の酸化還元反応に広く関与しており，とくに鉄の吸収促進（Fe^{3+}→Fe^{2+}に還元して吸収促進）において重要である。

（1）ビタミン C の栄養学的機能

還元力が強いことから抗酸化能力を有し，水溶性物質の過酸化抑制や還元促進の他，過酸化されたビタミン E の還元にも役立っている。この抗酸化能力でもって，食品加工的には食品の酸化防止剤として利用されるが，生体内ではコラーゲン合成，コレステロール代謝，アミノ酸・ホルモン代謝，生体異物代謝など体内の酸化還元反応に関与し，鉄の吸収促進や変異原物質であるニトロソアミンの生成抑制などの働きも持つ。

①　コラーゲン生成に関与

コラーゲンは，結合組織のたんぱく質であり，組織（骨組織を含む）の接着などに関与する。このコラーゲンに多く含まれるヒドロキシプロリンやヒドロキシリジンの生成に関与している。

②　生体異物解毒に関与

ビタミン C 欠乏が長く続くと，肝臓の薬物代謝に関与する鉄含有酵素の量が減少する。

③　副腎ホルモン合成に関与

副腎皮質ホルモンである糖質コルチコイド合成に関与することから，抗ストレス反応のほか免疫反応においても重要である。また，フェニルアラニン（必須アミノ酸）からチロシン（非必須アミノ酸）の合成およびその後のカテコールアミン類（ドーパミン，アドレナリン，ノルアドレナリン）合成に関与する。これらカテコールアミン類も興奮性神経伝達物質あるいはホルモンとして作用することから，抗ストレス反応には重要である。

④　鉄の吸収促進作用

食品中のFe^{3+}は水に溶けにくいが，ビタミンＣの強い還元力によってFe^{2+}に還元されて，吸収されやすくなる。

⑤　ニトロソアミン生成抑制作用

アミンと亜硝酸の食べ合わせによって，胃や腸などで発がん物質であるニトロソアミンが生成される。しかし，ビタミンＣは亜硝酸を酸化窒素に還元することでニトロソアミンの生成抑制が期待される。なお，ニトロソアミンは，焼き魚の焦げなどに多く含まれる。

なお，ビタミンＣの役割は，還元作用（抗酸化作用）であることから，消化管以前（吸収前）の段階ではすでに酸化されているデヒドロアスコルビン酸の効果は期待できないと思われるが，吸収後は体内でビタミンＥやその他の還元作用によってビタミンＣが還元されて効果の発揮が期待される。

（2）ビタミンＣの欠乏症と過剰症

ビタミンＣ欠乏で，とくに代表となるのが**壊血病**である。ビタミンＣの欠乏によって結合組織であるコラーゲンの生成が不十分となるために発生するものであり，毛細血管が損傷しやすく，歯ぐきや皮下の出血がおこる。また，小児では骨端軟骨部の骨芽細胞の成育が悪くなり，骨形成不全が見られる。なお，小児の壊血病は，メーラー・バーロー症と呼ばれる。

過剰症はとくにはないが，3～4g/日以上の摂取では下痢が生じると報告されている。また，人工的に合成されたビタミンＣの大量摂取で胃粘膜が炎症するといった報告もある。

臨床栄養への接続

明治時代の日本は，西欧列国に追いつくために軍備の近代化・拡充が急務とされ，そのために外貨を必要としており，日本で生産される良質の生糸は当時の輸出総額の3分の1を支えていた。しかし，国内の米経済から貨幣経済に急変し，とくに農村部では貧しい暮らしをしていた。家計を支えるために農村部の若い女性が製糸工場に住み込みの女工として就業することが多かった。

労働者に対する法整備が整っていなかった初期はとくに過酷な時代であったと言われる。労働時間等の問題もあるが，食事については「女工哀史」（1925年発刊）という記録がある。

表にあるようにいずれも主食は3食白米でお代わり自由だったようである。当時の農村部では，白米は正月に出されるだけであり，通常は雑穀の粉をそばがきのように練ったものが主食だったことから，この3食白米の話は当時では夢のような話であった。しかし，副食をみると三大栄養素ではたんぱく質（とくにに卵や肉などの動物性たんぱく質），脂質，ビタミンなどが不足している。白米自由ということから，ビタミンB1摂取不足だけでなく，糖質以外（脂質やたんぱく質）からのエネルギー摂取が少ないことから，ビタミンB1消費も大きく，脚気に罹患するケースもあったようだが，ナイアシンそのものの摂取不足にたんぱく質欠乏による体内でのナイアシン合成も期待できないことからナイアシン欠乏症である**ペラグラ**による精神錯乱から廃人のようになるケースもあったと考えられている。

参考表　「女工哀史」による1週間の献立例

	朝	昼	夕
月	白米（お代わり可） 大根汁・たくあん	白米（お代わり可） 油味噌・たくあん	白米（お代わり可） ひじき・たくあん
火	白米（お代わり可） かぶ菜汁・たくあん	白米（お代わり可） 金時豆・たくあん	白米（お代わり可） 豆腐豚汁・たくあん
水	白米（お代わり可） 梅干・生姜	白米（お代わり可） 数の子・たくあん	白米（お代わり可） 大根・たくあん
木	白米（お代わり可） 大根汁・たくあん	白米（お代わり可） 大根・たくあん	白米（お代わり可） 塩鮭・たくあん
金	白米（お代わり可） 菜っぱ汁・たくあん	白米（お代わり可） 里芋・たくあん	白米（お代わり可） 福神漬け
土	白米（お代わり可） 梅干・たくあん	白米（お代わり可） 豆腐汁・たくあん	白米（お代わり可） 大根・たくあん
日	白米（お代わり可） 豆腐汁・たくあん	白米（お代わり可） 干物・生姜	白米（お代わり可） 切干・たくあん

第6章　ミネラルの栄養

1．ミネラルとは

ミネラル（無機質）は，生体を構成する元素のうち，水素（H），酸素（O），炭素（C）および窒素（N）を除く元素の総称である。

このうち，1日の必要量が100mg以上のものを**主要ミネラル（多量ミネラル，マクロミネラル）**といい，Ca（カルシウム），P（リン），K（カリウム），S（硫黄），Cl（塩素），Na（ナトリウム），Mg（マグネシウム）の7種類（「日本人の食事摂取基準」で取り上げられていないClおよびSを除外して5種類）がある。

一方，1日の必要量が100mg未満のものを**微量ミネラル（ミクロミネラル）**といい，Fe（鉄），F（フッ素），Zn（亜鉛），Cu（銅），I（ヨウ素），Se（セレン），Mn（マンガン），Co（コバルト）など約20種類があるが，「日本人の食事摂取基準」で取り上げられているのはFe，Zn，Cu，Mn，I，Se，Cr，Moの8種類である。

2．ミネラルの一般的役割

多量ミネラルは体内存在量が比較的高い元素であり，摂取すべき量は元素によって大きく異なるものの数百mgのレベルである。一方，微量ミネラルは体内存在量がごくわずかな元素を指し，数mgあるいはμg単位の量が食事摂取基準として策定されている。いずれにしてもミネラルは，生体構成成分として，また生理機能の調節においても不可欠な無機物である。

生体内におけるミネラルの重要な役割大きく分類すると，「体組織の構成」と「生体機能調節への関与」に2分され，表6-1のような栄養学的意義をもっている。

表6-1　ミネラルの栄養学的意義

役　　割	概　　要
生体構成成分	Ca，P，Mgなどは，骨・歯などの硬組織の成分として，またP，S，Feなどは軟組織の成分として必須である。
酵素たんぱく質の必須成分や酵素反応に不可欠な補助因子（賦活剤）など	細胞膜のリン脂質（P），酸素運搬・保持に関わるヘモグロビンやミオグロビン，カタラーゼ，薬物代謝のシトクロムP-450や電子伝達系の構成要素など（Fe），シトクロムオキシダーゼ（Cu），ヘキソキナーゼ（Mg），メチオニンやシスチン（S）などの他，抗酸化に関わるスーパーオキシドジスムターゼ（Cu，Zn，Mn）やグルタチオンペルオキシダーゼ（Se），プリン化合物の異化反応に関与するキサンチンオキシダーゼ（Mo），アルコールデヒドロゲナーゼ，炭酸脱水酵素，DNAポリメラーゼ（Zn）などの酵素活性中心や補助因子の必須成分として不可欠。なかでも，Se欠乏症で心筋壊死を引き起こす克山病や軟骨組織の萎縮をきたすカシン・ベック病は有名であって，このような元素の必要量は微量であっても不足は生命維持を左右してしまう。
生体機能の調節因子	体液のpHや浸透圧調節にNa，K，Ca，Mgなどが関わっている他，神経や筋細胞の興奮にもNaやK，Ca，Mgなどが不可欠である。

このように，ミネラルは体構成成分だけでなく，生体の機能調節にも密接に関わっていることから，欠乏あるいは過剰摂取によって，それぞれ表6-2に示すように特徴的な障害が発生する。

表6-2　ミネラルの欠乏症および過剰症

ミネラル		欠乏症・過剰症
カルシウム	(Ca)	欠乏症：骨軟化症，くる病，骨粗鬆症，血液凝固不良，神経過敏，筋収縮不全，不整脈 過剰症：腎結石，ミルクアルカリ症候群
リン	(P)	欠乏症：食欲不振，体重減少，筋萎縮，骨軟化症，くる病，胸部変形，溶血性貧血 過剰症：Mg・Zn吸収阻害，Ca吸収低下，低Ca血症
マグネシウム	(Mg)	欠乏症：ふるえ，筋痙攣，精神状態異常，循環器異常，低Ca血症，低K血症 過剰症：（機能障害と重なった場合）傾眠傾向，筋肉麻痺，低血圧
カリウム	(K)	欠乏症：脱力感，食欲不振，筋無力症，精神障害，低血圧，不整脈，頻脈，心電図異常 過剰症：疲労感，四肢異常，精神障害，徐脈，不整脈，心室細動
ナトリウム	(Na)	欠乏症：筋の有痛痙攣，吐き気，食欲減退，血液濃縮，疲労 過剰症：高血圧
塩素	(Cl)	欠乏症：低Na血症，低K血症，高Ca血症，高P血症，腎臓へのCa沈着
鉄	(Fe)	欠乏症：鉄欠乏性貧血，作業力低下，行動・知的活動障害，体温調節障害，免疫能低下 過剰症：ヘモクロマトーシス→心不全，肝硬変，糖尿病
ヨウ素	(I)	欠乏症：地方性甲状腺腫，新生児クレチン病（IとSeの両方が欠乏） 過剰症：甲状腺腫（甲状腺機能亢進症）
銅	(Cu)	欠乏症：ちぢれ毛，けいれん，筋緊張力低下，知的発達遅延，貧血，骨異常 過剰症：ウィルソン病，肝硬変
亜鉛	(Zn)	欠乏症：味覚異常，皮膚炎，はげ，創傷治癒遅延，精神障害，免疫能低下，生殖能異常 過剰症：FeとCuの吸収抑制，免疫機能障害，HDL低下，発熱，嘔吐，胃痛，下痢
フッ素	(F)	欠乏症：虫歯 過剰症：斑状歯
マンガン	(Mn)	欠乏症：体重減少，低コレステロール血症，骨代謝異常，血液凝固異常，紅斑性皮疹 過剰症：進行性痴呆，錘体外路症候群
セレン	(Se)	欠乏症：克山病，カシン・ベック病 過剰症：心筋梗塞，疲労感，呼吸困難，食欲不振，貧血，肝障害，胃腸障害，腎障害
モリブデン	(Mo)	欠乏症：高メチオニン血症，低意識障害 過剰症：Cu欠乏症

３．多量ミネラルの働き

１）カルシウム（Ca）

カルシウム（Ca）は生体内で最も多いミネラルであり（約14g/kg体重），その約99%は骨や歯にヒドロキシアパタイト（リン酸カルシウム）としてリン（P）と結合して存在し，残り1%が血液や細胞外液，細胞内液等に存在する。

摂取したCaは，主として能動輸送によって，十二指腸，空腸，回腸から吸収される。Caの吸収率は，年齢や性別によって異なり，6～11ヶ月児は50%，1～11歳は40%，30歳以降は30%程度とされているが，閉経後の女性や高齢男性では，加齢とともに年0.21%程度ずつ低下するといわれる。また，体内のCa需要にも影響を受け，生理的に要求の高い成長期や妊産婦・授乳婦では吸収率が高くなる。

さらに食物中の成分によっても吸収が左右される。良質たんぱく質やビタミンD，乳糖の存在は，Ca吸収を高めるが，フィチン酸やシュウ酸は吸収を阻害する。また，PとCaは吸収システムが同じであることから競合する。そのため，食物中のCaとPの比率（Ca：P）は，1：2～2：1のときが良い。

（１）カルシウムの生理的作用

先に記したように，体内Caの約99%が骨・歯に存在し，骨重量の約40%を占めている。また，細胞外液等に存在する1%のCaは，血液凝固などの他，筋収縮や白血球の食作用などにおいて重要な役割を担っている。

Caの働きの主要なものをまとめると，①骨・歯の形成，②神経および筋肉の興奮性調節，③血液凝固促進などが挙げられるが，とくに生命維持に重要である②や③の働きのために，健常成人では血漿Ca濃度が約8.8～10.4mg/dLに厳密に調整されている。

血中Ca濃度を一定に保つために**パラトルモン（骨吸収）**や**カルシトニン（骨形成）**が関与している。図6-1に示すように，血中のCa濃度が上昇すると，甲状腺から**カルシトニン**とよばれるホルモンが分泌され，Caの尿中排泄を高める。しかし，１日の尿排泄量には体水分の出納の関係で限界があるため，同時にカルシトニンの作用によって，Ca を骨へ沈着させ，血中濃度を低下させる。これによって，骨強度は高まる。一方，血中 Ca 濃度が摂取量不足などによって低下した場合，副甲状腺（上皮小体）から**パラトルモン（PTH）**とよばれるホルモンが分泌される。パラトルモンは，腎臓に作用し，原尿中の Ca の再吸収を促進させ（Ca の尿中排泄低下），血中 Ca 濃度を上昇させようとする。しかし，尿は体内の老廃物の排泄や，水分出納の関係で，同様に最低限排泄すべき量（**不可避尿量**：約 500mL）がある。そこで，パラトルモンの作用によって，同時に骨からの Ca の溶出を高め（骨吸収），血中 Ca 濃度を上昇させる。

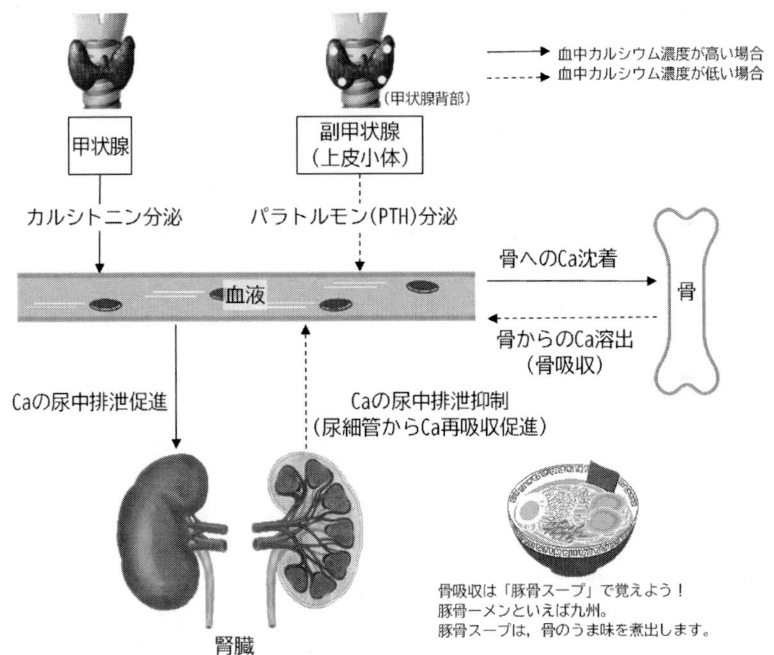

図6-1　血中カルシウム濃度の調節機序

（２）加齢と骨の脆弱化

骨形成と破壊は，常に骨の新陳代謝として行われているが，成長期にあるときは，骨破壊に比べて骨形成能力が高いことから，骨強度は成長とともに上昇する。しかし，20～30 歳の間を境に，骨形成能力が低下し，骨破壊のほうが勝ることで加齢とともに低下することが知られている。とくに，女性の場合，閉経（日本人女性では，50 歳頃）する少し前から女性ホルモンの分泌が低下する。女性ホルモンは，性周期の形成だけでなく，体脂肪の蓄積や骨への Ca の沈着作用も併せ持つが，閉経により女性ホルモン分泌（とくにエストロゲン）が低下することによって，加齢による骨強度の低下速度が速くなることも知られている。図 6-2 は，著者らの調査の結果であるが，図からもわかるように，実際に骨強度は加齢とともに低下している。とくに女性のグラフの 50 歳付近に縦の波線を加えているが，それ以前の近似直線とそれ以後の近似直線で下行の角度が強くなっている。

その一方で，この図からある一つの問題も読み取ることができる。1980 年代の後半頃より，日本人の若年者において骨が脆弱化している傾向にあると警告されていた。実際に，図 6-2 においても，男女ともに 60 歳代の骨強度と同じようなレベルにある 20 代前後の若者が多数存在していた（男性のグラフの網掛け部分を参照）。このような状況に加齢による骨強度の低下が加わることによって，将来的に**骨粗鬆症**（図 6-3）となる危険性の高い人々が増加することになるため，早い段階での対策が必要となる。

骨粗鬆症を予防する方法の概念は，図 6-4 に示すように，20 歳頃以前ではできるだけ骨強度（**最大骨量，最大骨塩量**）を高め，成人以降では骨強度の低下速度をできるだけ緩めることが大切であるが，その方法はいずれも同じである。その方法とは，①十分な Ca 摂取，②適度の運動，③日光に当たるである。なお，②の運動については，骨は刺激を受けないと（例えば宇宙空間）衰えるが，物理的に刺激を受けると，その刺激に負けないために骨形成細胞が活性化されることによる。また，③については，紫外線によるビタミンＤの体内合成が高まることに基づく。したがって，屋外で運動をすることが望ましい。

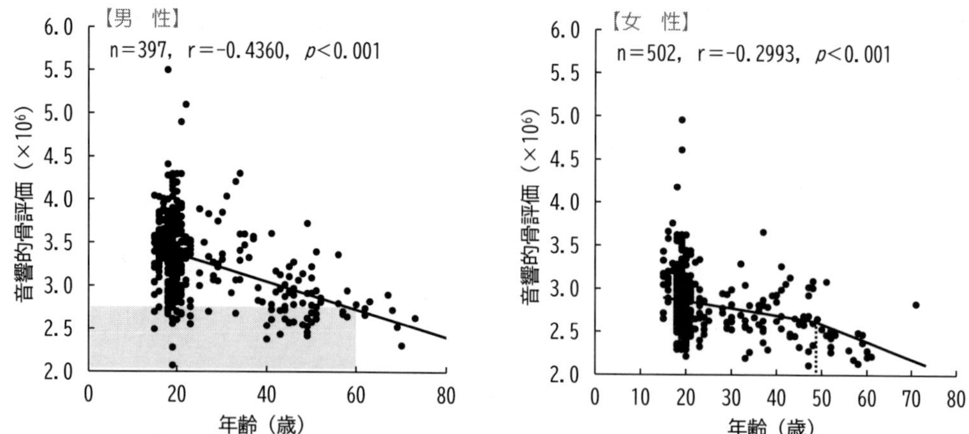

図6-2　15歳以上での年齢と音響的骨評価の測定値の相関（1998年：筆者らによる広島調査）
音響的骨評価は，アロカAOS-100（超音波）による踵骨での測定。年齢幅は，男性15～79歳，女性15～71歳。
音響的骨評価（OSI）＝透過指標（TI）×音速（SOS）2

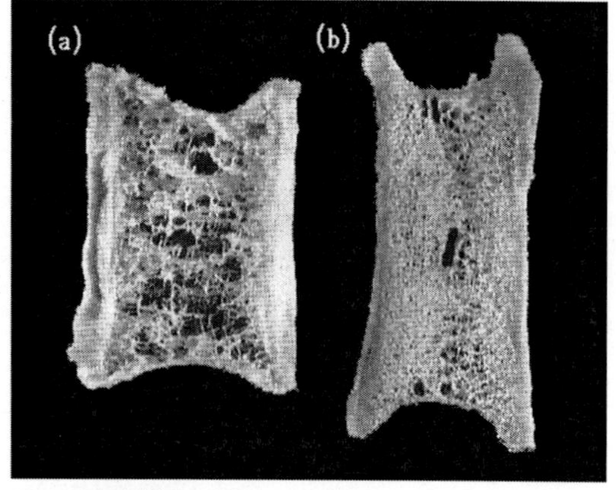

図6-3　骨粗鬆症
（a）骨粗鬆症の骨　（b）同部位での正常な骨

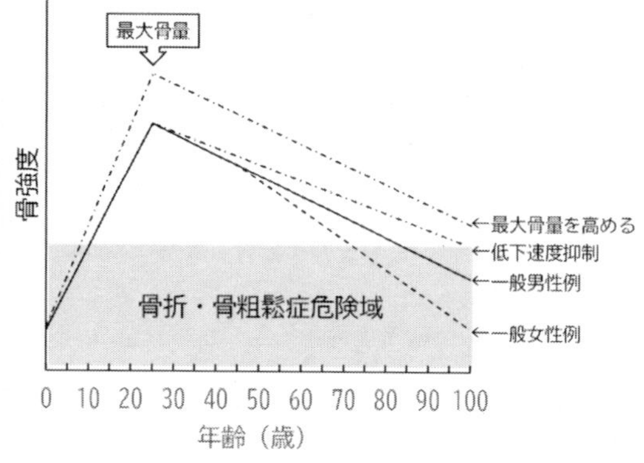

図6-4　骨量変化からみた骨粗鬆症予防の概念図
図はイメージであって正確ではない。

（３）カルシウム欠乏と過剰摂取

カルシウムの摂取量や吸収量が少ないと厳重な調節機能が働くが，成人期以降では代償的に骨粗鬆症も引き起こされる，また，その調節機能が追い付かなくなると血清カルシウム濃度が恒常的に低下した状態となり，血清カルシウム濃度が6mg/dL以下になると低カルシウム血症となり，テタニー（手足の拘縮）をきたす。

逆に何らかの理由によって血清カルシウム濃度が15mg/dL以上になると高カルシウム血症となり，神経反射が鈍化する。また，過剰症として**ミルク・アルカリ症候群**をきたす。

２）リン（P）

リン（P）は体内の全ての細胞や組織に含まれており，体内存在量としては，Caに次いで多いが，その80～85%は骨・歯に存在し，残りが核酸やATP，リンたんぱく質，リン脂質，補酵素などとして，細胞内や細胞膜中に存在する。なお，リン酸イオン（HPO_4^{2-}）は，細胞内に豊富な陰イオンとして強い緩衝作用（急激に pH が変化するのを防ぐ）をもつことも特徴の一つである。

P の大部分は有機リン酸化合物として摂取されており，腸内で加水分解されてリン酸イオンとして十二指腸と空腸（ビタミンD依存性）からほとんど吸収され，その殆どが腎臓から排出される。このとき，吸収において P の量が多いと Ca の吸収が阻害される一方で，体内の P が多いと，Ca とともに尿中に排泄されることに注意が必要である。なお，食品中のリン酸は，カルシウムと不溶性のリン酸カルシウムを形成しているため，カルシウムの吸収を阻害するとされている。

P の生理作用としては，①Ca と結合し，骨・歯を形成する，②ATP など高エネルギーリン酸化合物としてエネルギー利用において重要な役割を持つ，③レシチンなどリン脂質の代謝や吸収によって，脳や神経の機能維持に関わる，④核酸成分として遺伝やたんぱく質合成に関与するなどが挙げられる。

リンが欠乏（低リン血症）すると痙攣や昏睡を呈する（低リン血症）。また，無症状であるが低カルシウム血症が付随すればテタニーなどがいわれている。しかし，リンは動物性・植物性食品全般に豊富に含まれているため，その摂取量が不足することはなく，加工食品のリン含量が高いことから，むしろ過剰摂取が危惧されており，とくに腎機能低下時には高リン血症や副甲状腺機能亢進が引き起こされる。

3）カリウム（K）

体内**カリウム**（K）の 98%は細胞内でリン酸塩およびたんぱく質と結合して存在し，細胞外液中には残りの約 2%が存在している。カリウムは後に記すナトリウムとともに体液の浸透圧維持に不可欠な陽イオンである。しかし，ナトリウムは細胞外に多いが，先に記したように大半のカリウムが細胞内に存在しており，このナトリウムイオンとカリウムイオンの細胞内外の濃度差は，Na，K-ポンプ（ Na^+ ，K^+-ATPase）によって維持されている。カリウムの生体内総量は 120～160g であり，その約 98%がこのポンプで絶えず細胞内に汲み上げられている。

食事から摂取された K の 90%以上は空腸と回腸から吸収され，吸収量に相当する K 量が尿中から排泄されるため，１日の K 摂取量は，尿中排泄量から推定することが可能である。しかし，運動によって骨格筋から K が放出されると，血中 K 濃度も上昇することから尿中排泄量も増加する。

K の生理的作用は，①神経の興奮性維持（細胞内外の電位差調節），②筋肉の収縮，③細胞内液浸透圧の調節と酸・塩基平衡の調節などである。また，細胞膜輸送や酵素の賦活にも関与している。なお，尿中 K 排泄量と収縮期血圧との間には負の相関が認められるが，この血圧の降圧作用は，交感神経活動の抑制，Na 利尿促進，血管保護作用，血管拡張作用によるとされている。

血漿 K 濃度は腎臓の働きによって一定範囲内に維持されているため，通常の食生活で欠乏や過剰は発生しないが，腎疾患や糖尿病による尿中 K 排泄の増加，下痢や嘔吐による消化管からの K 損失によって欠乏状態になることがあり，心機能障害や副腎皮質機能不全になると，高 K 血症を引き起こす。

K が欠乏すると，脱力感，食欲不振，筋無力症，精神障害，低血圧（筋力の低下に伴う），不整脈，頻脈，心電図異常などが発生し，2.5mmol/L 以下で死に至る。一方，高 K 血症（5mol/L 以上）になると，疲労感，四肢異常，精神障害，徐脈，不整脈，心室細動，ひいては心停止などを起こす危険性があり，8mmol/L 以上で死に至る。

4）ナトリウム（Na）

ナトリウム（Na）の大部分は食塩（塩化ナトリウム）として摂取されており，体液の主要な陽イオンである。Na^+は，細胞内と比較して細胞外に多く，体内ナトリウムの約 50%が細胞外液に存在し，食塩（NaCl），炭酸水素塩（HCO_3^-），リン酸塩として存在して細胞外液量を保持し，浸透圧の維持や酸・塩基平衡などに関与している。その他の存在場所として，残りの約 40%が骨，約 10%が細胞内液中に存在している。なお，体液と同じ浸透圧（等張）の食塩水は，0.9%であり，この食塩水を**生理的食塩水**という。

Na の役割は，①細胞外液の浸透圧の維持と水分平衡の維持（細胞外液量の調節），②酸・塩基平衡の保持，③神経の興奮，④筋肉の収縮作用，⑤細胞膜の能動輸送（糖やアミノ酸）などである。

Na は，上部小腸から無制限に吸収され，尿や汗から排泄される。食塩の過剰摂取は高血圧を発症する。これは，長期間の食塩の過剰摂取では，視床下部からの内因性ジキタリス様物質の放出が増大することによって腎血流量が低下し，Na 排泄不全が起こることとともに，交感神経活動を亢進させるためである。WHO は，高血圧の予防と治療のための指針として，食塩摂取量 5g/日以下を 2012 年のガイドラインで推奨しているが，日本の伝統的食生活は，味噌やしょう油など食塩系調味料の使用によって食塩摂取が多く，15g/日前後であったとされている。このように WHO 基準が 6g/日であったころと比較しても程遠かったことから，戦後長らくは男女ともに 1 日 10 g 以下とされていた。しかし，食塩摂取量の低下により，2005 年から目標量は段階的に引き下げられ，『日本人の食事摂取基準（2020 年版）』では，食塩相当量として 12 歳以上の男性で 7.5g／日未満，女性で 6.5g／日未満となり，WHO 推奨値に近づいた。

食塩の過剰摂取では高血圧の他，胃がんリスクが高まることや腎機能障害をきたす場合があるとされている。一方，Na 欠乏は四肢筋と腹筋の有痛性痙攣や昏睡などを引き起こす場合もある。夏期や重労働等によって発汗が激しいときは，Na 損失が増大し，Na 欠乏を起こすことがあるが，このときにミネラルを含まない水を補給すると，体内の浸透圧の狂いが助長され，痙攣を起こすことがあるため，スポーツドリンク等ミネラルを含む水分を摂取する必要がある。

食物中の Na は，先に記したようにほぼ全量が上部小腸から吸収されるが，摂取された Na 量の 98%以上が塩素（Cl）とともに尿中へ排泄される。尿中排泄は，腎尿細管における再吸収によって調節されており，バソプレッシン（抗利尿ホルモン）やカリクレイン・キニン系などが関与するほか，**レニン・アンジオテンシン・アルドステロン系**の調節が関与している。

レニン・アンジオテンシン・アルドステロン系の調節は，図 6-5 に示すように，糸球体傍細胞への Na 流入増大（Na 排出の増大）によって，腎臓からレニン分泌が起こり，肝臓で合成された血中のアンジオテンシノーゲンをアンジオテンシンⅠに変換する。その後，アンジオテンシンⅠは，血中の**アンジオテンシン変換酵素**（**ACE**）によってアンジオテンシンⅡに変換される。アンジオテンシンⅡは，それ自身が血管に作用し，血管を収縮させることで血圧を上昇させるが，その一方で，副腎皮質に作用し，アルドステロン（電解質コルチコイド・ミネラルコルチコイド）の分泌を高める。その後，アルドステロンの作用によって，遠位尿細管や集合管における Na 再吸収の増大に加えてカリウムの排泄が促進され，循環血漿量が増加することによって血圧上昇が確立する。

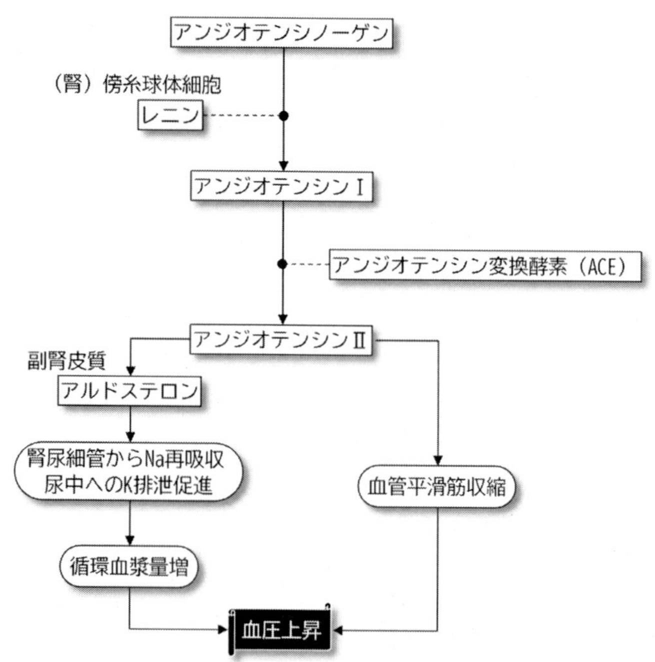

図6-5　レニン・アンジオテンシン・アルドステロン系による血圧上昇

5）塩素（Cl）

塩素（Cl）は食事摂取基準では多量ミネラルに分類されていないが，陰イオンとしてナトリウムイオンやカリウムイオンの対立イオンとして重要であり，体内の約 90%と細胞外に多く存在し。細胞内液中には約 10%が存在している。また，細胞外に存在する陰イオンの約 60%が Cl である。そして，ナトリウム・カリウム陽イオンと塩素陰イオンは常に細胞内外を出入りしていることによって浸透圧及び電位差の形成に関与している。

食事から摂取されるClは，主として食塩（NaCl）に由来し，そのほぼ全量が上部小腸から吸収され，摂取Clの98%以上がNaとともに尿中排泄される。その生理作用は，浸透圧の調節，酸・塩基平衡，胃酸（HCl）の材料，膵液の分泌刺激などである。

ナトリウムイオンと並行してその濃度は変化するが，Clの欠乏は，細胞中NaとK濃度の低下を招くが，逆にCaとPは増加し，腎臓にCaが沈着する。また，胃酸の酸性度が低下し，食欲の減退や消化不良が発生するほか，精神的不安などの症状も起こすとされる。

6）マグネシウム（Mg）

マグネシウム（Mg）は，生体内の物質代謝に不可欠なミネラルであり，骨にリン酸塩として最も多く含まれ，体内量の60～65%が骨・歯に存在している。
Mgは，吸収率はあまり高くないが回腸や空腸から吸収され，吸収後は速やかに血中に移行する。また，Mgが不足する場合には，骨から血中に動員されて利用され0.70～1.05mmol/dLに維持されている。

維持されている。その生理作用は，骨・歯の形成や神経興奮性の抑制に働くほか，Caと拮抗する。さらに，ATP依存性酵素やエネルギー代謝に関わる酵素の補因子として機能し，解糖系，TCAサイクル，脂肪酸β酸化，脂肪酸合成，核酸・たんぱく質合成，ビタミンDの活性化などへの関与や体温調節，筋肉の収縮，ホルモン分泌にも関与している。また，Mgの摂取量の増加は高血圧の発症を予防するなど，尿中Mg排泄量と血圧の間には負の相関関係がある。

Mgの欠乏症状には，ふるえ，筋肉の痙攣，神経疾患，精神状態の異常，循環器異常，軟組織へのCa沈着などがある。また，Ca/Mgの比が高い場合には虚血性心疾患のリスクが高まり，近年はMg不足と糖尿病との関連性が取りざたされている。一方，Mgは過剰に摂取しても尿中へその量が排泄されるため，一般的には過剰症は発生しないが，腎機能障害が重なると血中Mg濃度が上昇し，神経や心臓の興奮性が低下し，傾眠傾向，筋肉麻痺，低血圧が出現する。

7）硫黄（S）

硫黄（S）は塩素と同じく「日本人の食事摂取基準」にその設定はないが，メチオニンやシステイン，ホモシステインといった含硫アミノ酸，胆汁酸（コール酸）と抱合するタウリン（タウロコール酸），還元剤として機能するグルタチオンなどの構成元素であり，すべての細胞，とくに軟骨や腱，毛髪，爪の構造たんぱく質（ケラチン）やヘパリンなどのたんぱく質や多糖体の構成成分である。また，Sはインスリンやチアミン（ビタミンB_1），ビオチン，パントテン酸，コンドロイチン硫酸（軟骨の多糖類），生体内の酸化還元系に関与するグルタチオンの構成元素でもある。なお，システイン残基間のジスルフィド結合（S-S結合）は，たんぱく質の高次機能構造を保持するために不可欠である。

Sはたんぱく質から多く摂取されていることから，たんぱく質の摂取量が適正であれば欠乏することはなく，腸管から吸収されて血中では硫酸塩として存在し，大部分は尿中へ排泄される。しかし，何らかの理由によって欠乏すると，含硫アミノ酸不足により皮膚炎などの可能性が高まる

４．微量ミネラルの働き

１）鉄（Fe）

成人の体内の**鉄**（Fe）は，男性で約3～4g，女性で約2～3g含まれている。その約60～70%は，赤血球の色素である**ヘモグロビン**を構成する**機能鉄**として存在し，20～30%が肝臓，脾臓，骨髄などの**フェリチン**や**ヘモシデリン**に**貯蔵鉄**として，3～5%が筋肉中の酸素運搬・貯蔵物質である**ミオグロビン**を構成する機能鉄として，約1%が鉄含有酵素（シトクロム，カタラーゼ，ペルオキシダーゼなど）の構成のための機能鉄として存在している。

（１）鉄の生理作用と鉄欠乏性貧血

体内のFeは，酸素運搬，エネルギー代謝，生体内の酸化還元作用，解毒などに重要な役割を担っている。とくに，Feはその存在の大部分がヘモグロビンであるように，赤血球の産生には重要であり，その欠乏は**鉄欠乏性貧血**を引き起こす。年齢・性別に関係なく全貧血患者のほとんどが鉄欠乏性貧血であるが，鉄欠乏性貧血は図6-6に示す鉄欠乏状態の段階で進行する。一般的な血液学的・血液生化学的検査でも実施される赤血球数やヘモグロビン濃度は，簡単に貧血の有無を確認することが可能である。しかし，図に示すように，潜在的な鉄欠乏の段階では貯蔵鉄がまだ枯渇しておらず組織鉄も余り減少していないために，赤血球数やヘモグロビン濃度の減少はあまりみられないために見落とされがちであることに注意が必要である。

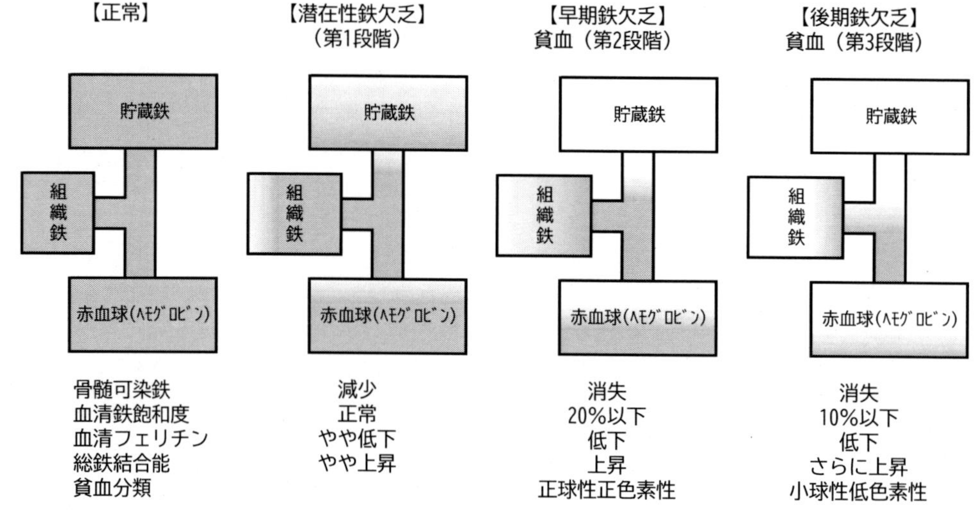

図6-6　鉄欠乏状態の進行段階と鉄欠乏性貧血の進行

（２）鉄の吸収

Feは十二指腸から吸収されるが，その吸収率は，食物中のFe量とその化学形態，食物中の共存物質のほか，貯蔵Fe量や赤血球産生速度など体内Fe需要度によって変動し，1%以下から50%以上まで変化する。

食物中のFeの化学形態は，動物性食品に比較的多く含まれるヘモグロビンやミオグロビンなどたんぱく質と結合した状態の**ヘム鉄**と，植物や乳製品などに含まれイオンあるいは無機化合物状態にある**非ヘム鉄**に分けられる。非ヘム鉄の吸収率は，ヘム鉄に比べて極端に低いが，食品中のFe含量の約85%以上が非ヘム鉄である。

ヘム鉄は，吸収において食品中の共存物質の影響を受けず，そのまま吸収されると考えられるが，非ヘム鉄の吸収は水への可溶性によって決まり，主として**3価鉄**（Fe^{3+}）であり，水に不溶であるが，胃内の塩酸や還元物質で還元されて**2価鉄**（Fe^{2+}）のFeイオンとして吸収され，共存物質の影響も受ける。表6-3に示すように，非ヘム鉄の吸収にはビタミンCなど還元剤による3価鉄（Fe^{3+}）から2価鉄（Fe^{2+}）への還元促進やペプチドとの結合などによって吸収率が上昇し，逆にカフェインやフィチン酸，シュウ酸，タンニンなどは鉄吸収を阻害する。

表6-3　鉄の吸収に影響を及ぼす成分

【吸収促進】
・ビタミンC（3価鉄の2価鉄への還元促進）
・たんぱく質（鉄と結合して吸収を助ける）
【吸収阻害】
・シュウ酸（ほうれん草などに含まれ，鉄と結合して不溶性にする）
・フィチン酸（穀物などに含まれ，鉄と結合して不溶性にする）
・タンニン（お茶の渋味で，鉄と結合して不溶性にする）

（3）鉄の欠乏症と過剰症

吸収された鉄は**フェリチン**として肝臓に蓄積され，**トランスフェリン**と結合して血中を循環し，体内鉄は再利用される。このことは他のミネラルにはない特徴でもある。しかし，不可避的に失われる損失もあるため，摂取不足や吸収障害によって体内需要を満たすことができないと欠乏する。

Fe 欠乏では，貧血によって酸素欠乏を起こし，作業能力の低下，行動や知的活動障害などが発生するほか，体温調節機構の阻害，免疫と感染抵抗力の低下などが起こる。なお，貧血の判定にはヘモグロビン濃度が指標として使われることが多いが，ヘモグロビン濃度の段階別症状を表 6-4 にまとめた。

表6-4　ヘモグロビン濃度と症状

ヘモグロビン濃度（g/dL）	症状
男性13以上　女性12以上	正常
9.0 以上	ほとんど無症状
8.5	皮膚・粘膜・手掌・爪甲などの蒼白
8.0	頻脈，動悸
7.5	運動時呼吸困難・狭心症状
7.0	注意力低下・神経過敏
6.5	頭重感・頭痛
6.0	衰弱感・めまい・耳鳴り・失神
5.5	心収縮期雑音
5.0	強い脱力感・衰弱感
4.5	食欲不振・腹部膨満感・下痢
4.0	嘔吐
3.5	弛緩性熱・貧血性浮腫・心肥大
3.0	安静時呼吸困難・起坐呼吸困難
2.5	心不全
2.0	昏睡

Fe 過剰は，ある程度の摂取量では吸収が抑制されるため発症しないが，多量摂取や吸収調節機構障害，輸血，アルコール中毒に伴って，肝臓や膵臓，心臓に多量の Fe が沈着する**ヘモクロマトーシス**を発症し，これによって肝硬変や糖尿病，心不全などの疾患に進展する。

2）亜鉛（Zn）

亜鉛（Zn）は全細胞に存在し（体内総量約 2g），95%以上を占めており，多くの酵素の金属成分として重要である。とくに，骨，肝臓，腎臓などで Zn 含量が高く，体液では精液に多いのも特徴であり，その大部分は門脈経由で肝臓に蓄積されている。その他に，皮膚や膵臓のランゲルハンス島細胞群，脾臓などにも含まれる。血液中には全量の約 0.5%程度が含まれているが，その 70%は赤血球に含まれている。

Zn は酵素の金属成分として酵素の安定化と活性化に寄与しており，DNA・RNA ポリメラーゼ，アルカリホスファターゼ，アルコール脱水素酵素など 100 種類以上の Zn 含有酵素として機能している。とくに，抗酸化酵素である Cu/Zn-SOD（**SOD：スーパーオキシドジスムターゼ**）の構成要素としても不可欠である。また，膵臓から分泌されるインスリンの作用や，造血機構にも関与している。

Zn は先に記したように DNA・RNA ポリメラーゼの酵素金属成分でもあることから DNA 合成にも不可欠であり，その欠乏によって成長障害や免疫能の低下などをきたすことが知られる。また，味蕾の味細胞が亜鉛高含有量であることから，亜鉛欠乏による味覚障害も指摘されている。このように，Zn は免疫系の発達と維持，遺伝子の転写制御，細胞の増殖と分化のほか，中枢神経活動や**フィンガーたんぱく質**（たんぱく質の折り畳み構造に関与し，Zn をコネクターとして離れたヒスチジンとシスチンをつないだ構造）をして細胞内信号にも関与している。

Zn 欠乏では，創傷治癒障害，味覚異常，毛髪の脱毛，皮膚炎，成長障害，食思不信，精神障害，免疫機能低下，催奇形性，生殖異常などが発生する。一方，過剰症はほとんど知られていないが，Fe と Cu の吸収抑制，免疫機能障害，発熱，嘔吐，胃痛，下痢，HDL 低下などが発生するとされている。

3）銅（Cu）

銅（Cu）は，成人の体内で約 80mg 程度が含まれており，主に筋肉や骨，肝臓に存在する。血中 Cu の約 95%は，貯蔵鉄のトランスフェリンへの結合に関与している**セルロプラスミン**と呼ばれる青色たんぱく質の成分となっており，残りはアルブミンと結合している。また，赤血球中の Cu の約 60%は，**スーパーオキシドジスムターゼ（SOD）**と結合し，過酸化脂質の増加防止にも関わっている。さらに，チロシナーゼやシトクロムオキシダーゼ，アスコルビン酸酸化酵素などの酵素にも含まれ，これらの酵素の活性化に必須である。
赤血球の色素であるヘモグロビンの合成には Fe が必要であるが，このときに微量の Cu が必要であるため，欠乏すると貧血を来たす。従って，**鉄剤不応性貧血**の場合には，Cu 投与で改善する場合がある。なお，貧血に関連して，乳幼児においてみられる貧血の頻度は 4～5 か月児では栄養法（母乳栄養，人工栄養，混合栄養）によって差はみられないものの，9～10 か月児では母乳栄養児の 33%，混合栄養児の 10%，人工栄養児の 18%にみられ，母乳栄養児で最も高いという事例が報告されている。これは，近年の育児用調製粉乳には亜鉛と共に銅が強化されている結果であると思われる。

一方，過剰症については稀であるが，溶血性貧血を起こす場合も有るとされる。また，Cu の代謝障害では，**ウィルソン病**が発症する。この疾患は，肝臓内 Cu 代謝異常によって，Cu の胆汁への排泄が低下することで体内銅が過剰となり，核膜への青緑色色素沈着や肝硬変などを発症する。

4）ヨウ素（I）

体内の**ヨウ素**（I）は 20mg 前後と微量であるが，その約 80%と甲状腺に局在し，表 6-5 のような作用を持つチロキシン（T3）やトリヨードチロニン（T4）といった甲状腺ホルモンの合成に利用されている。I は放射能の影響を受けやすいミネラルであるため，原爆投下後や原子力発電の事故による放射能漏れの後に甲状腺癌が多発するのはこのためである。

表6-5　甲状腺ホルモン（T3及びT4）の働き

物質代謝の亢進	：骨格筋，心臓，腎臓，肝臓などの多くの臓器の多くの酸素消費を高めて基礎代謝を亢進する。代謝熱の増大によって体温を上昇させる。たんぱく質，糖質，脂質代謝を促進する。とくに肝グリコーゲン分解を促進し，血糖値を上昇させるため，機能亢進では食欲が亢進しても体重は減少する。
発育促進	：成長ホルモンの働きを助け，骨歯発育を促す。また，中枢神経細胞の発育（神経回路網の形成・伸長）を促す。
精神機能刺激	：甲状腺ホルモンが欠乏すると精神活動が鈍くなるが，過剰になると興奮しやすくなる。
その他	：他のホルモン作用に相加的・相乗的な影響を及ぼす（許容作用）。また，甲状腺機能亢進によって腱反射は亢進し，機能低下によって腱反射遅延がみられる。

海藻を入手しにくい地域では，ヨウ素欠乏症である**地方性甲状腺腫**（甲状腺ホルモンの分泌に必要なヨウ素をより多く取り込もうとして腫れる）が発生するが，甲状腺ホルモンはその材料であるヨウ素が欠乏しているため低下する（**甲状腺機能低下症**）。また新生児に**クレチン病**（I と Se の両方が欠乏）が多発している。

一方，北海道などで I を多量に摂取していた地方でヨウ素過剰症としての甲状腺腫が発生している。この場合，甲状腺機能も亢進するため，**甲状腺機能亢進症**（**バセドウ病**と同じ）となり，基礎代謝が大となるほか，心悸亢進，眼球突出などの症状を呈する。なお，ヨウ素過剰症は，これまでヨウ素の摂取量が少なすぎた人でよくみられるが，ときに過剰なヨウ素によって逆に甲状腺ホルモンの分泌が低下することがある。

5）マンガン（Mn）

マンガン（Mn）の体内総量は成人で約10mgとされ，小腸から吸収され，銅と同じく総胆管経由で体外へ排出される。鉄と共存して分布し，多くの酵素の補因子として重要であり，アルギナーゼ（アルギニン→オルニチンに関与）やピルビン酸カルボキシラーゼ（ピルビン酸→オキサロ酢酸に関与），マンガンSODなどMn含有酵素として機能しているほか，グリコシルトランスフェラーゼやグルタミン合成酵素，加水分解酵素，キナーゼ，転移酵素，脱炭酸酵素などの賦活因子となっている。また，リン酸カルシウム生成促進作用による骨形成や生殖機能などにも関わるとされている。

Mn欠乏はほとんどみられないが，体重減少，毛髪や爪の成長阻害，低コレステロール血症，糖や脂質の代謝異常，骨代謝異常，血液凝固能異常などがある。さらに，動物においては，雌では発情，授乳不全となり，雄では生殖細胞の萎縮が知られている。また，過剰は通常の食事形態では認められないが，進行性認知症，錐体外路症候群などパーキンソン病に似た症状を呈する。

6）フッ素（F）

体内**フッ素**（F）のほとんどはフッ化物として存在し，その約99%が骨や歯に存在しており，骨や歯の脱ミネラル抑制とともに，歯垢内の殺菌作用を介してむし歯を予防していることから，歯磨き粉などには，フッ化ナトリウムなどを添加しているものも多くある。しかし，濃度が高いと歯のエナメル質が粗になり，斑状歯となる。

7）セレン（Se）

セレン（Se）は，抗酸化酵素である**グルタチオンペルオキシダーゼ**の成分であり，ビタミンEなどの抗酸化物質と共役して脂肪酸の過酸化防止や活性酸素酸化傷害からの生体防御役立っている。また，Seは，ヒ素やカドミウム，水銀などに対して，体内で拮抗作用を示すことから，これらの毒性を軽減させる。

Seの欠乏では，成長阻害，筋萎縮，肝障害，不妊症，免疫能低下などのビタミンE欠乏に似た症状を呈する。穀物のセレン含量は土壌中濃度に依存しており，関連性のある疾患としては克山病（ケシャン病）やカシン・ベック病があるが，これらの疾患は，いずれも中国の地方固有の疾患である。

一方，過剰症としては，呼吸困難，心筋梗塞，肝障害，胃腸障害，腎障害，疲労感，顔面蒼白，食欲不振，貧血，爪の変形，脱毛などがある。

8）クロム（Cr）

クロム（Cr）には3価と6価が存在するが，このうち生体内に分布するのは**3価クロム**である。クロムはインスリン作用や糖代謝，脂質代謝に不可欠のミネラルであり，耐糖能の改善に関わるとされている。

長期間の中心静脈栄養において発症するクロム欠乏では，末梢神経障害などが引き起こされ，耐糖能の低下や昏睡を伴う糖代謝異常が知られている。その一方で，ヒトの糖代謝改善に必要なクロム量は，食事からの摂取量を大きく上回っていることや，実験動物に低クロム飼料を投与しても糖代謝異常は観察できないことから，クロムによる糖代謝改善は薬理作用にすぎないという説もある。

9）モリブデン（Mo）

モリブデン（Mo）は，キサンチンオキシダーゼやアルデヒドオキシダーゼ，亜硝酸オキシダーゼなど酸化酵素の補因子として機能する。通常の食生活で不足することはないが，中心静脈栄養の長期化による欠乏症では，頻脈やプリン体代謝障害などがみられる。また，遺伝性欠乏症もあり，精神発達の遅滞などもいわれている。過剰症については特に知られていないが，食事摂取基準では18歳以上で耐容上限量が策定されている。

臨床栄養への接続

★鉄欠乏性貧血で総鉄結合能が上昇する理由

貯蔵鉄は**トランスフェリン**という輸送たんぱく質によって運搬されている。**総鉄結合能(TIBC)**は，血清中のすべてのトランスフェリンと結合できる鉄の総量であり，言い換えると，あとどの程度鉄を結合させることができるかということである。鉄欠乏性貧血になると，鉄需要の高まった造血器に多くの鉄を運搬するためにトランスフェリンが増加する一方で運搬すべき鉄が少ないため，トランスフェリンの鉄結合キャパシティーの余力が大きくなる結果，総鉄結合能の数値が上昇することになる。

これを理解するための例えとして，ある商品に対する市場の需要，商品の輸送能力，商品の製造供給量の関係で考えると良い。

正常な場合は，需要・供給のバランスが取れているが，素材の不足が発生すると，ラインの稼働率が低下し，需要に対して供給の不足が発生する。それに対して，生産量回復時に未受領者へ早く商品を届ける目的で輸送トラックを増やして待機する。しかし，さらに素材が枯渇すると製造ラインは停止するため，待機状態のトラックが潜在的欠乏時の１台から２台に増えてしまう。この待機トラックの台数増を総鉄結合能と考えると，鉄欠乏性貧血（鉄欠乏状態）が進行すると，総鉄結合能の数値は上昇することになる。

参考図　需要・供給・輸送の視点を例とした総鉄結合能の変化イメージ

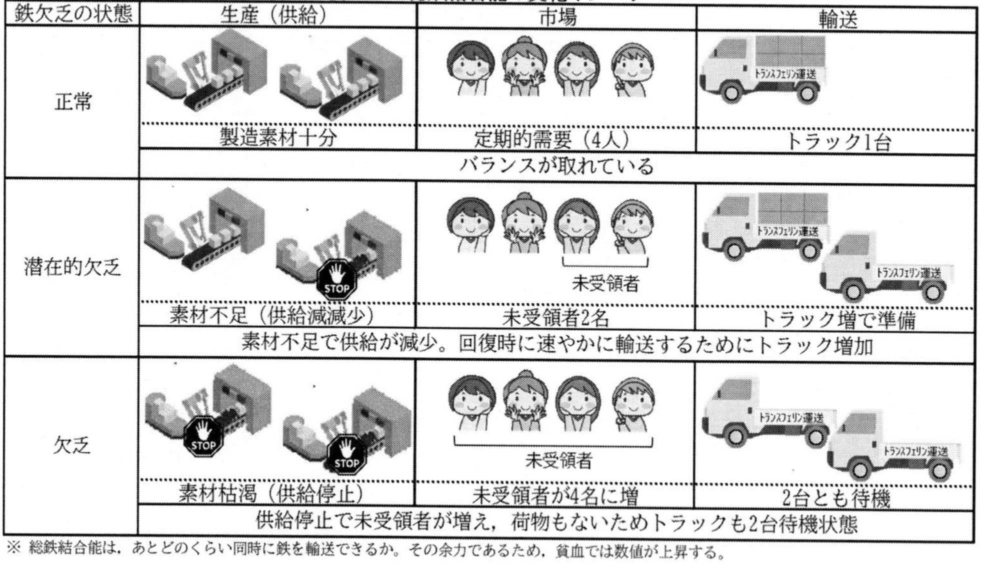

鉄欠乏の状態	生産（供給）	市場	輸送
正常	製造素材十分	定期的需要（4人）	トラック1台
	バランスが取れている		
潜在的欠乏	素材不足（供給減減少）	未受領者 未受領者2名	トラック増で準備
	素材不足で供給が減少。回復時に速やかに輸送するためにトラック増加		
欠乏	素材枯渇（供給停止）	未受領者 未受領者が4名に増	2台とも待機
	供給停止で未受領者が増え，荷物もないためトラックも2台待機状態		

※ 総鉄結合能は，あとどのくらい同時に鉄を輸送できるか。その余力であるため，貧血では数値が上昇する。

第7章　水・電解質

1．水分の体内分布

ヒトの場合，一般的には体重の約60%を水分が占めているとされるが，実際には，年齢や性別によって異なる。表7-1に示すように**体水分率**は加齢とともに低下する。また，成人において男性と女性の比較では，女性の方が低い。この男女での体水分率の違いには，体組成の違いも影響している。表7-1に示す体水分の体内分をみると，新生児を除いて細胞外液に比べて細胞内液の方が多いことから，細胞内液は細胞の形を維持するために役立っていることがわかる。しかし，脂肪組織と筋組織に分けて考えた場合，脂肪組織はその構造を維持するため水を必要としないのに対して筋組織では細胞構造を維持するために水分が必要である，そのため，同じ身長・体重であっても，筋肉量の多い人は体脂肪率が多い人に比べて体水分量が多くなる。

表7-1　一般的な体重に対する体水分量の変化

(%)

	新生児	幼児	成人男性	成人女性	高齢者
体水分率	80	70	60	55	50
（細胞外液）	(40)	(30)	(20)	(20)	(20)
（細胞内液）	(40)	(40)	(40)	(35)	(30)

※ 資料によってとくに成人期以降の体水分率に若干の差異がある

なお，加齢に伴う体水分量の減少は，表7-1から分かるように主に細胞内液の減少によるものである。そのため，加齢とともに細胞も委縮することとなる。また，高齢者は口渇感を感じにくく，尿細管からの水分の再吸収も低下することから**脱水症**に陥りやすい。体水分の10%が失われると健康が脅かされ，20%が失われると生命に危険を来たす

2．水の役割

先に記したように体水分の多くが細胞内にあることから，水は細胞の形を保っているといえる。その他に，水は物質を溶解する力が強いことから，体水分は，生体内の生理化学反応のための溶媒としての機能を持つ。また，酸・塩基平衡や浸透圧の調節作用も持つほか，水の流動性も加わって，栄養素や老廃物の排泄や消化液の分泌のための運搬機能も持っている。

さらに，水は熱を保持して流動する性質や，体表面からの蒸発によって熱を外界に放散する機能でもって，体温調節のために重要である（図7-1）。

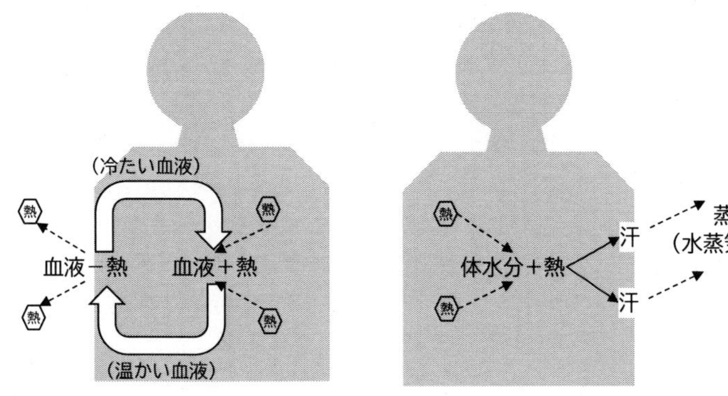

図7-1　体水分と体温調節

3．水分出納と水分バランスの調節

水分平衡の維持は，生体にとって重要であり，健常な人では，体内の水分量が一定に保たれている。図7-2は，快適環境下におけるおおよその**水分出納**（例）を示している。

体水分の増加要因には，飲料や食物摂取とともに摂取される水分のほかに，表7-2に示すようにエネルギー生

成時に発生する水分（**代謝水**，**酸化水**，または**燃焼水**）がある。例えば，らくだは砂漠での重要な輸送手段であったが，これは，らくだの瘤には，水が入っているのではなく，脂肪の塊であり，らくだはこの脂肪を燃焼させることでエネルギーを確保するだけでなく，このときに発生する代謝水によって水分も維持することができるためである。

一方，減少要因としては，まず尿排泄が挙げられる。尿排泄は，１日に1,000ml～1,500ml 程度排泄される。なお，そのうちの 500ml は血液中の老廃物の排泄や水分バランスを保つために必ず排泄する必要のある**不可避尿量**である。その他に糞便中の排泄や，感じることのない皮膚や呼気を通じての蒸発（**不感蒸泄**）によって 800～1,000ml の損失がある。なお，発汗は不感蒸泄には分類されず，発汗量に応じて尿量は調節される。

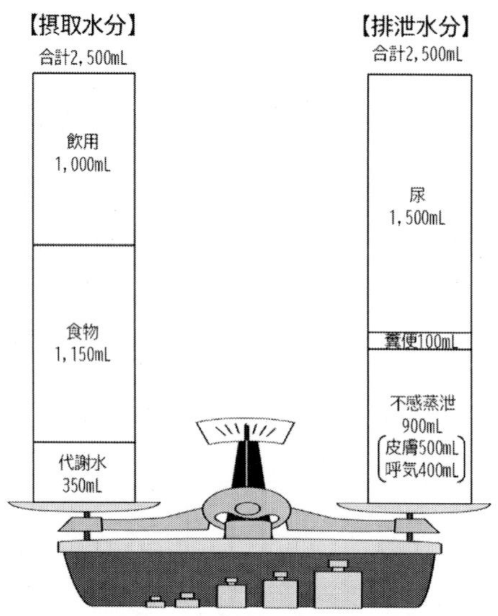

図7-2　快適環境下における成人の水分出納例

表7-2　代謝水の生成量

(mL/100g)

栄養素	生成水量
糖質	56
脂質	107
たんぱく質	39

※代謝水は，酸化水あるいは燃焼水ともいわれる。

参考：$C_6H_{12}O_6+6O_2 \rightarrow 6CO_2+6H_2O$

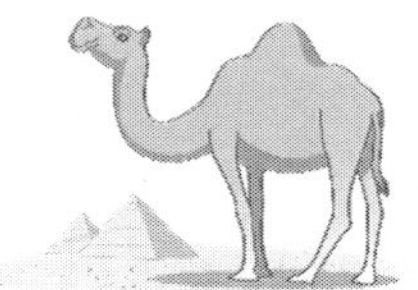

※らくだのコブは脂肪でできている

腎臓は，血液中の水分をろ過し，腎糸球体でろ過される水分は，１日に約 100 ℓ ともいわれ，その 99%が尿細管で再吸収される。このとき，体水分が多いと尿量を増やし，体水分が少ないと再吸収を促進させて尿量を減少させることで体水分量を調節している。

間脳の視床下部は飲水行動の調節中枢としての機能を持ち，血液の浸透圧の変化を感受する**浸透圧受容器**が存在する。血液や細胞外液の浸透圧が上昇すると，下垂体後葉を刺激して**バソプレシン**（**抗利尿ホルモン**）を分泌させ，腎臓の遠位尿細管および集合管に作用して水分の再吸収を促進させることで尿量を減少させる。また，視索上核にある口渇中枢が浸透圧受容器からの刺激を受けると飲水行動が誘発される。

４．水分の欠乏と過剰

１）水分欠乏（脱水症）

一般に，生体内で水分が欠乏した状態を脱水と考えるが，厳密には**体液**が不足した状態のことである。体液は水分だけでなく各種電解質も溶解していることから，脱水症はその主な状態から**高張性脱水症**（**水欠乏性脱水症**）と**低張性脱水症**（**塩欠乏性脱水症**）の２種類に分けられる。この２種類の脱水症の時の細胞内液・外液の浸透圧ならびに水の移動は，表 7-3 および図 7-3 のとおりである。高張性脱水は，何らかの理由によって水分摂取が制限されたり，大量の水分損失が発生したりしたときに生じ，細胞内液に比べて細胞外液が高張となる結果，細胞内液の水分が細胞外液に移動する。その症状には，激しい口渇，吐き気，嘔吐，運動失調，尿濃縮などである。

一方，低張性脱水は，電解質を含まない水分を大量に摂取したときや，水分だけでなく，電解質の損失が極度であるにも関わらず，水分のみの補給を行ったときに生じるものであり，細胞外液のナトリウム損失によって，細胞内液に比べて細胞外液が低張となり，細胞内液へ水分が移行した結果，通常に比べて細胞内液が低張状態になり，細胞内浮腫の状態になるものである。このとき，腎臓では尿細管からの水の再吸収が抑制され，尿への水分排泄が増加する。このときの症状としては，口渇感はないが，倦怠感や立ちくらみが強く，嘔吐や痙攣，低血圧，血清ナトリウムの低下などがみられる。

表7-3　脱水の種類・原因・細胞内外における浸透圧の状態と水の移動

脱水の種類	原因	浸透圧	水の移動
高張性脱水（水欠乏性脱水）	・過度の水分損失 ・水分制限	細胞外液＞細胞内液	細胞外←細胞内
低張性脱水（塩欠乏性脱水）	・大量の水分のみの補給 ・水分と電解質損失後の水分のみの補給	細胞外液＜細胞内液	細胞外→細胞内

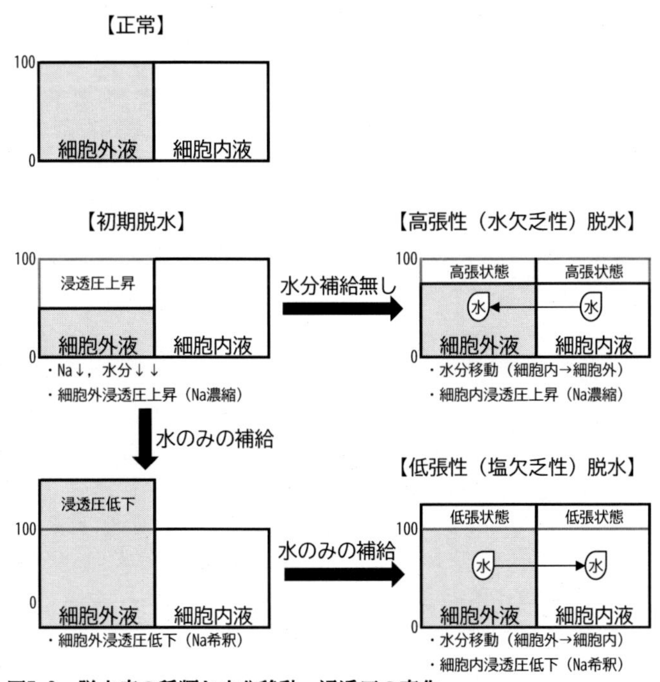

図7-3　脱水症の種類と水分移動・浸透圧の変化

2）水分過剰（脱水症）

生体内で水分が過剰になると，より影響の少ない部分の水分量を増加させることで帳尻を合わせようとする。その結果，組織間の液量が増加・貯留し，**浮腫**が発生するほか，組織間液量では調節できなくなると腹腔内などに腹水として貯留される。

内科の領域においてよくみられる浮腫は全身的に生じるものが多く，体液量が 3L 程度過剰になって初めて臨床症状として捉えられる。なお，浮腫がかなり高度になっても，血漿電解質の組成には著しい変動がみられない。それは，浮腫液の主成分が水とナトリウムであり，正常な組織間液と類似しているためである。また，増加するのが細胞外液であり，細胞内液の増加（細胞内浮腫）によって細胞内代謝を乱したり，血漿量が増加したりしないような代償が行われているからである。

5．水分摂取と体温

運動によるエネルギー産生の増加や暑熱環境などによって体温は上昇するが，体温の異常な上昇は健康障害を引き起こし，生命に危険を及ぼすこともある。この体温上昇による体調異常を熱中症という（表7-4）。

表7-4　熱中症の病型・原因・症状および救急処置

病　系	原　　因	症　　状	救急処置
熱失神	皮膚など末梢血管の急激な拡張による血圧低下や脳血流量の減少	血圧低下，めまい，顔面蒼白，速くて弱い脈，失神など	涼しい所へ運び，衣服を緩め，水分補給をする。足を高くして手足を抹消部から中心部に向けてマッサージする（心臓へ血流や水分を移行させる）のも有効。水分補給ができない（嘔吐，吐き気など）ときは，病院へ搬送して点滴を受ける。
熱疲労	多量の発汗による水分や塩分の不足	脱力感，倦怠感，頭痛，めまい，吐き気など	
熱痙攣	多量の発汗で，水分や塩分の損失後，水分のみの補給で起こる血液の塩分濃度の低下（低張性脱水状態）	四肢，腹部などに筋痛を伴う痙攣（ナトリウム欠乏症状）	生理的食塩水（電解質を含む水分）を補給する。
熱射病	過度の体温上昇（40℃以上）による中枢機能異常	意識障害（応答が鈍くなる，言動異常，意識喪失など）。死亡率が高く危険。	直ちに全身を冷却する（水をかけて扇ぐなど）。救急車で集中治療の可能な病院へ一刻も早く搬送する。

そのため，恒温動物では次のようなシステムで熱放散を行って体温を低下させている。

① 放射（輻射）

皮膚表面の温度と周囲の物体の温度に左右され，周囲の物体温度が皮膚温より高いと，生体は熱を吸収し，低いと皮膚から熱が放散される。

② 伝導と対流

皮膚からの周囲空気への熱伝導は，空気の温度が皮膚温よりも低くなくてはならない。温められた空気層が，例えば風によって皮膚から離れる（対流が発生）と熱放散は促進される。

③ 水の蒸発（気化熱）

水の蒸発によって，1g あたり 0.58℃の熱が放散される。皮膚表面や呼吸器粘膜を通して蒸発が行われている。また，強力な熱放散機構として発汗がある。

外気温の高いところはもちろんのこと，運動によるエネルギー産生で発生する大量の熱を放散させるには，発汗による蒸発が重要である。したがって，体水分量が低下する（水分負債量の増大）ことによって，熱放散システムが追いつかなくなり，体温は上昇していく（図7-5）。体水分は，尿や呼気，皮膚表面からの不感蒸泄によって失われており，運動時にはさらに発汗によって多量の水分を失っている。発汗量は，外気温や湿度，運動強度などによって異なるが，歩行では約0.4ℓ/時，マラソンでは1.3～1.5ℓ/時のペースで失われるともいわれ，１日の最高発汗量は 10～15ℓ にもなる。したがって，運動中の水分補給を怠ると，体温上昇を抑えきれなくなってしまう（図7-5）。

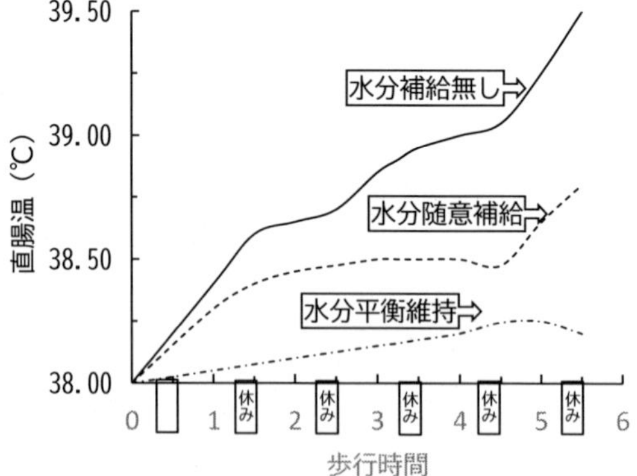

図7-5　気温37.7℃での異なった水分摂取状況時の歩行による直腸温の変化の例

（「山岡誠一ら：運動と栄養，杏林書院」を参考に作図）

さらに，激しい運動では汗によって塩分も同時に喪失することから，水分だけではなく，塩分の補給も大切である。水分だけの補給では，血液の水分量は改善されても，ミネラル濃度は薄くなる。また，運動時に消費された糖質は，外から補給しなくては運動遂行が困難となる。そこで，長時間に亘る運動では，その発汗量に併せて水分を補給し，状況に応じて，ブドウ糖液，果汁，スポーツドリンクなどを利用することが大切である。なお，表 7-5 は，運動時に補給するドリンクのポイントを示している。

表7-5　水分補給のためのドリンクのポイント例

① 溶液濃度は糖質のみの場合は5%，ミネラルのみの場合は0.9%以下
② 脂肪は含まない
③ 単糖類は3%以上含まない
④ ビタミンB群やビタミンCを含む
⑤ クエン酸を糖質利用促進のために加える
⑥ 発汗量に応じて摂取する
⑦ １回100～200mL，10～15分間隔で摂取
⑧ 8℃前後に冷やしておく

なお，現在はスポーツドリンクとは別に**経口補水液**とよばれるものも市販されている。いずれも体液の浸透圧とほぼ等張（**アイソトニック**）または若干の低張液（**ハイポトニック**）であるが，状態によってその用途は異なる（図 7-6）。一般的にスポーツドリンクは水分補給と共にエネルギー補給も視野に入れているため，経口補水液よりも電解質濃度が低く，糖質濃度が高い組成になっている。一方，経口補水液は，一般のスポーツドリンクに比べて当分は少なく，電解質が多くなっている。したがって，用途も異なり，通常レベルの脱水に伴う水分・電解質補給の場合はスポーツドリンクで充分である。しかし，下痢や嘔吐，発熱，激しい発汗時にあって，水分の経口摂取が困難な状態にあり脱水状態に陥りやすくなっている，またはすでに脱水状態になっているときは経口補水液の方が適している。

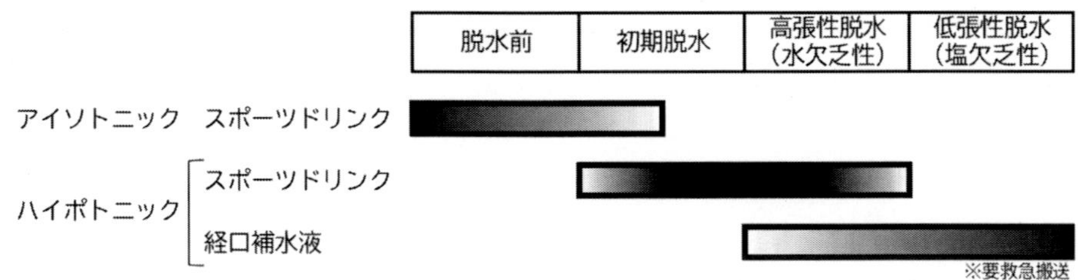

図7-6 スポーツドリンクと経口補水液の用途の違いのイメージ

※ アイソトニック：電解質と糖で体液とほぼ等張にある（若干糖が多め）。
ハイポトニック：アイソトニックより糖が少ない，あるいは電解質主体で体液より若干低張にある。

6．電解質

1）水分欠乏（脱水症）

体液（細胞内液と細胞外液）には，陽イオンや陰イオンに電離した様々な**電解質**や非電解質（グルコース，尿素，クレアチニンなど）などが溶け込んでいる（表 7-6）。

人体の電解質組成は，細胞内外で異なっている。細胞内外はリン脂質の二重構造である細胞膜で隔てられているため，この細胞膜を貫いたチャネルやポンプを使って電解質は出入りしているが，これらは選択透過性を持っていることから細胞内外で電解質の濃度差が発生している。

細胞外液において，血漿と組織間液では，毛細血管壁が分子量の大きいたんぱく質を透過しないためにたんぱく質濃度に違いが生じるが，毛細血管膜を自由に透過できる電解質については近似となる。

表7-6　体液の電解質組成

mEq/L		細胞外液		細胞内液
		血漿	組織間液	
陽イオン	Na^+	142	144	15
	K^+	4	4	150
	Ca^{2+}	5	2.5	2
	Mg^{2+}	3	1.5	27
	合計	154	152	194
陰イオン	Cl^-	103	114	1
	HCO_3^-	27	30	10
	HP042-	2	2	100
	S042-	1	1	20
	有機酸	5	5	
	たんぱく質	16	0	63
	合計	154	152	194

▲毛細血管膜（血漿と組織間液の間）　▲細胞膜（組織間液と細胞内液の間）

細胞内液でたんぱく質などに結合したものを含めた総濃度を示している。

参照）久保義弘，監修/小澤瀞司ら：標準生理学 第8版，医学書院，2014

2）電解質の役割

電解質は，①体液量の調節（細胞内外での水や物質の出入り），②浸透圧の調節，③酸塩基平衡の維持，④神経・筋の機能発現などがある。

とくに，酸塩基平衡について血液と組織液では pH7.40±0.05 の範囲で一定に調節されている。この酸塩基平衡の調節には，①血漿の緩衝作用，②肺による呼吸性調節，③腎臓による調節の 3 つがある。なお，血液の pH は，ヘンダーソン-ハーセルバルヒの式で決まる。

$$pH = pK + \log([HCO_3^-]/[H_2CO_3])$$ ※ pK＝6.1 の定数）

（1）血漿の緩衝作用

血漿の緩衝作用は，一時的に体液の pH を一定に保つ調節系の中心的な役割を担っている。血液中の CO_2 は，赤血球内の炭酸脱水素酵素によって重炭酸（炭酸水素）イオン（HCO_3^-）に変換され，H^+を緩衝する。なお，次式に示される反応式は，血漿に酸が加わると右に進み，その結果生じる CO_2 は呼吸によって肺から排出されるが，呼吸も含めると全緩衝系の 65％を占めている。なお，たんぱく質やリン酸イオンも緩衝作用を行うが，全緩衝系に対する貢献度は小さい。

$$HCO_3^- + H^+ \rightleftarrows H_2CO_3 \rightleftarrows H_2O + CO_2$$

（2）肺での酸塩基調節（呼吸性調節）

組織におけるエネルギー産生などで生じた CO_2 は，血漿の緩衝作用の箇所で記した反応式に従って，赤血球内で HCO_3^-と H^+になって循環し，肺で再び CO_2 と H_2O になって CO_2 は排出される。その結果，H^+が処理されて血漿 pH が上昇する。また，呼吸機能に応じて血漿中の炭酸量は変動する。

（3）腎臓での酸塩基調節

尿細管において Na^+と K^+との交換，Na^+と NH_4^+との交換などが行われ，酸の負荷時にこれが排泄され，$NaHCO_3$ が吸収されて酸塩基平衡が調節される。

（4）酸塩基平衡の異常

血液 pH が 7.35 以下の状態を**アシドーシス**，pH が 7.45 以上の状態を**アルカローシス**といい，pH が 6.8 以下のアシドーシスや逆に pH が 7.8 以上のアルカローシスでは生命維持が危うくなる。なお，このアシドーシスとアルカローシスは，障害の原因によって代謝性（腎機能異常，糖尿病，消化器疾患など）と呼吸性に分かれる。

① 代謝性

腎機能異常で Na^+の低下あるいは Cl^-の増加が発生し，血中 HCO_3^-量に変化が生じて**代謝性アシドーシス**となる。とくに腎不全では，リン酸や硫酸イオンなどの酸性イオンが血中に増加し，HCO_3^-が減少してアシドーシスになる。一方，糖尿病では脂肪酸燃焼の高まりによってケトン体が血中に増加（ケトーシス）するためにアシドーシスとなる。

代謝性アルカローシスは，激しい嘔吐によって血中 Cl^-が大量に失われ，その減少分を HCO_3^-で補うために発生する。

② 呼吸性

呼吸性アシドーシスは，換気不全による CO_2 と H_2CO_3 の体内蓄積によって発生する。なお，急性呼吸性アシドーシスは急性の呼吸器疾患や麻薬中毒などで発生し，慢性呼吸性アシドーシスは慢性呼吸器疾患や極度の肥満などで発生する。

呼吸性アルカローシスは，呼吸が促進した過換気によって CO_2 が過剰に失われ，H_2CO_3 が欠乏して発生する。

臨床栄養への接続

★血圧調節と電解質

血圧は，血流によって血管壁が押される圧力のことであり，一般に動脈血圧を指す。

血圧は，“心拍出量×末梢血管抵抗”によって決定される。心拍出量は，“1回拍出量×1分間心拍数”であることから循環血漿量や心拍数および心収縮力などに影響される。また，末梢血管抵抗は血管の面積や血管壁の弾力性および血液粘度などに影響される。

血漿量には浸透圧が関与するが，その調整には電解質量，とくに細胞外液に多い Na^+ や細胞内液に多い K^+ が影響する。一過性の血圧調節には，塩分（NaCl）との関係が深い。食塩の過剰摂取によって細胞外液の Na+濃度が上昇すると，細胞外液量が増えるために循環血漿量の増加と，組織間液の増加による血管圧迫によって血圧が上昇する。通常，Na^+ や水は腎臓から排泄されるため，血圧が上昇すると Na^+ の排出量が増え，血圧が低下すると Na^+ の排泄量が減少する。しかし，腎臓での排泄は遅延型であるため，過剰に摂取した Na^+ の排泄は数日（2〜3日）遅れることになる。その結果，Na^+ と水分が組織間液に貯留し，体重増加やむくみが発生する。

また，血圧は交感神経系や内分泌系（**バソプレシン**，**アルドステロン**，**心房性ナトリウム利尿ホルモン**など）によっても調節される。

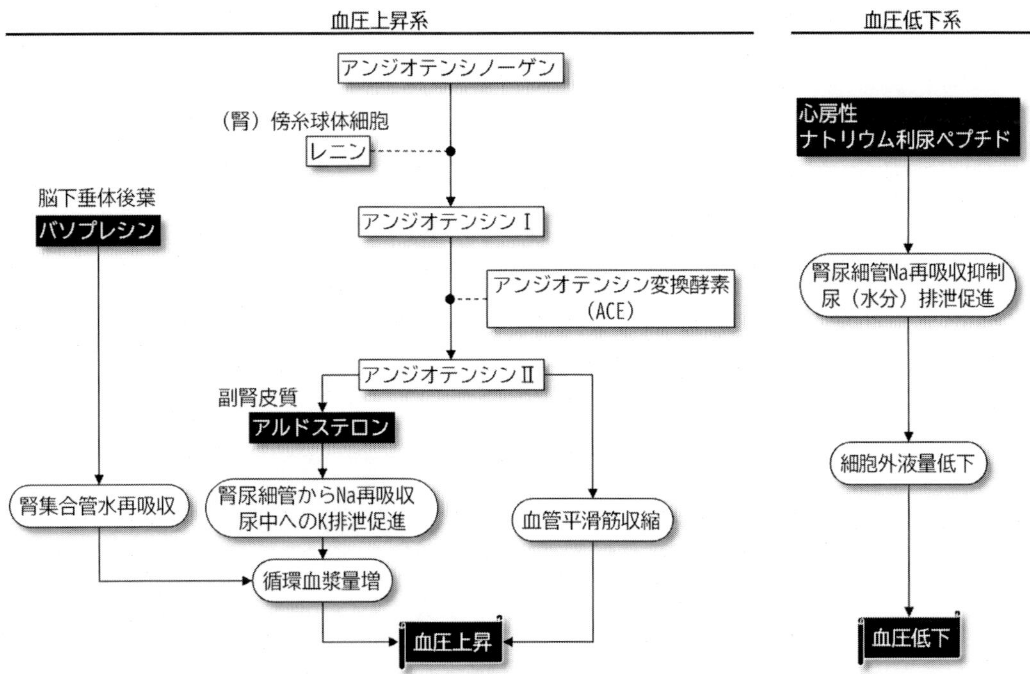

参考図　内分泌系（バソプレシン，アルドステロン，心房性ナトリウム利尿ペプチド）による血圧調節

第８章　エネルギー代謝

1．エネルギーとは

エネルギーとは，物理学では「仕事に換算できる量の総称（仕事をなし得る能力）」と定義され，熱エネルギー，電気エネルギー，光エネルギー，化学的エネルギー，運動力学的エネルギー，機械的エネルギーなど様々な形に変えることができ，その単位もカロリー（cal），ワット（W），ジュール（J）など変化するが，その基本的な量は一定不変であり，いわゆる**“エネルギー等価の法則”**が成立している。したがって，1kcal のエネルギーと 4.184J（または 4.184W・秒）のエネルギーは，摩擦などによるロスを考慮しなければ同じ仕事量で変換が可能である。

生体内でのエネルギー代謝は，食物のもつ化学エネルギーを体内で燃焼することによって，熱や力などのエネルギーに変換する現象であり，そのエネルギーによって，生命を維持し，活動し，成長する。このときのエネルギー単位として，現時点では熱エネルギーの単位であるカロリー（cal）で習慣的に表している。このカロリーで表現されるエネルギーは，1g（1ml）の水の温度を 1℃上昇させるのに必要なエネルギーであり，“水の量×水温上昇度”の比例関係になっている。

2．食品から得られるエネルギー量の測定

食物として摂取された糖質と脂質は，生体の中でほとんど完全に CO_2 と H_2O に分解されてエネルギーとなる。また，たんぱく質も体内では完全に分解されない（たんぱく質の分解で生じた尿素や尿酸などの窒素化合物にはまだ燃焼価がある）が，同様にエネルギーを得ることができる。

摂取された成分，とくに糖質や脂質が体内でどの程度のエネルギーを産生するかについては，図 8-1 に示す**ボンブカロリーメーター（爆発熱量計）**で概算することができる。

このボンブカロリーメーターは，完全燃焼させたと仮定した場合での摂取成分から得られるエネルギー量であり，それによって得られたエネルギー量を**物理的燃焼値**という。しかし，生体では食品に含まれるエネルギー量（物理的燃焼値）をすべて利用できるわけではない。すなわち，生体内での燃焼では，摂取した栄養素は完全に消化吸収されるとは限らない（例えば，100g 摂取しても消化吸収率が 90%であれば，体内での利用は 90g 分となる）。そのため，消化・吸収率を考慮しなければならない。また，たんぱく質の場合には，先に記したように尿中に排泄される尿素やその他の窒素化合物が，いくらかエネルギーを持った物質として排泄される不完全燃焼であることから，さらにこの不完全燃焼分も考慮しなくてはならない。このように，摂取したエネルギー源の消化・吸収率や不完全燃焼分を考慮して物理的燃焼値を補正することで，生体内で利用されるエネルギー量に変換したものを**生理的燃焼値**といい，さらにこれを整数化したものを**アトウォーター係数**という（表 8-1）。このアトウォーター係数は，食品のエネルギー計算に広く用いられている。

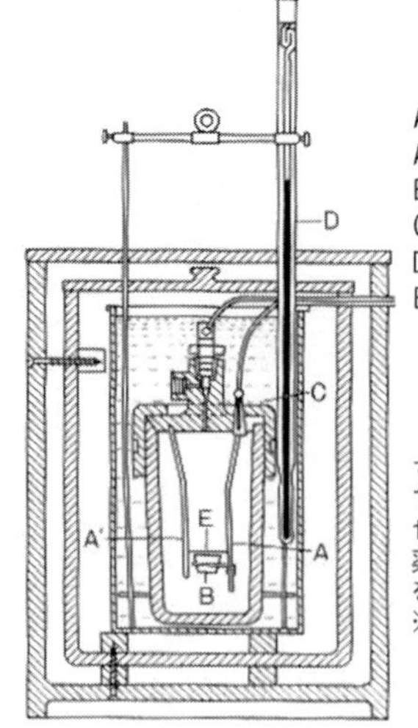

A　：酸素を導入する銅管であり，Bを支える
A'　：銅線
B　：被験物を入れる白金皿
C　：ニッケル製の円筒で，水を満たす
D　：C内の水温を測定する温度計
E　：被験物を貫く細い白金製の針金（電熱線）

【測定原理】
水1gの水温を1℃上昇させるエネルギーを1 cal とする基本に従って，薬包紙で巻いた被験物を電熱線で燃焼させ，その時に発生する熱でCの水温を上昇させ，エネルギーを測定する（Ⅰ）。また，同じ量の薬包紙のみを同様に燃焼させて，同様にエネルギーを測定する（Ⅱ）。
※ 被験物のエネルギー（物理的燃焼値）＝Ⅰ－Ⅱ

図8-1　ボンブカロリーメーター（爆発熱量計）

表8-1　三大栄養素の物理的および生理的燃焼値

栄養素	燃焼価 （物理的燃焼値） (kcal/g)	消化吸収率[1)] (%)	尿中損失 （不完全燃焼分） (kcal/g)	利用エネルギー量 （生理的燃焼値） (kcal/g)
糖　　質	4.10	97	－	3.98 (4)[2)]
脂　　質	9.40	95	－	8.93 (9)
たんぱく質	5.65	92	1.25	3.95 (4)

1)　平均消化率(%)　糖質は植物性97，動物性98，脂質は植物性90，動物性95，たんぱく質は植物性85，動物性97とし，アメリカ人の日常食の動物性食品の摂取比率が，糖質で5%，脂質で91%，たんぱく質で61%であると見積もり，加重平均して求められている。

2)　(　)内数字がアトウォーター係数で，実用上の見地から脂質の値に修正が行われた。

3．細胞レベルでのエネルギー利用

体内では，三大栄養素が酸化分解されてエネルギーが産生されるが，そのほぼ半分は体温保持のための熱エネルギーとして利用され，残りの半分は化学結合エネルギーとして補足される。この化学結合エネルギーとしての役割を担う高エネルギー化合物が**アデノシン 3 リン酸**（**ATP**）であり，1 分子あたり約 8kcal のエネルギーとなる。この ATP からのエネルギー発生は，ATP が無機リン酸を放出して**アデノシン 2 リン酸**（**ADP**）になるときに発生する熱を利用している。また，ADP はクレアチンリン酸からリンを受け取ることで ATP に再合成することも可能である（図 8-2）。この過程は，無酸素的エネルギー産生系の中でも**非乳酸性機構**（**ATP-CP 系**）として位置づけられ，とくに短距離走などにおける筋運動のエネルギー供給経路として重要な役割を担っている。

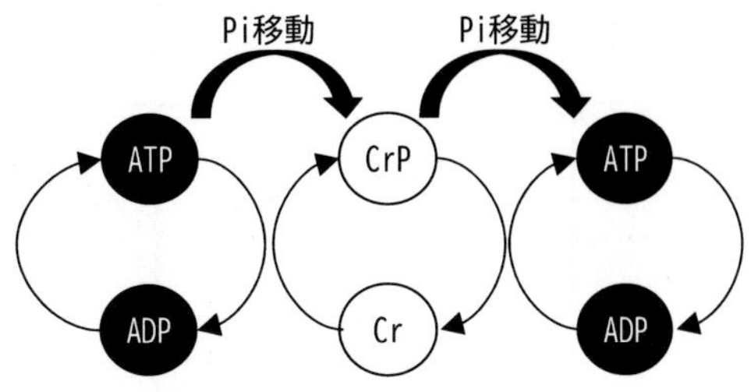

図8-2　ATP-CP系のエネルギー産生

4．エネルギー代謝

1）基礎代謝

体細胞内では，生命活動が続けられ，合成と分解が繰り返されている。また，個体でみた場合，体温を維持し，脳神経や心臓は活動を休むことがなく，呼吸活動も休止しないでエネルギーを消費している。このように，覚醒時における身体的・精神的に安静な状態において生命を維持するために必要最小限のエネルギー消費を**基礎代謝**（基礎エネルギー消費，基礎代謝率）といい，推定エネルギー必要量の算出，運動や労作エネルギー代謝を測定するための値として利用される。

なお，睡眠時は心拍数が低下し，骨格筋もより弛緩していることからエネルギー消費量が 10%程度低下するが，基礎代謝はあくまでも“覚醒時”の生理的最小のエネルギー代謝量であり，睡眠時代謝量とは別にされている。そのため，基礎代謝量の測定は，前日の夕食後 12～15 時間を経過し，食物が完全に消化・吸収された状態になっている早朝空腹時に，快適室温（通常は 20～25℃）で，安静仰臥・覚醒状態で測定される。なお，基礎代謝量は，次のような要因に影響される。

① 年齢

基礎代謝は，基礎代謝基準値でみると，2 歳児で最も高値を示し，その後は加齢とともに低下していく。新生児から 2 歳児までは，組織の増大に伴い，組織の細胞の働きが活発になるためである。また，小児では，体細胞の一つ一つが成人の細胞よりも活発であることと，成年以降は，非活動性の脂肪組織が増加し，活動性の組織細胞の量が減少すること，細胞自体の活動性の衰えによって，低下していくと考えられている。

② 性別

後述する体組成や内分泌系などその他の影響によるものでもあるが，一般に思春期以降の成人においては，男性が女性に比べて 10%程度高い。なお，小児期では男女で体組成や内分泌系の違いが成人ほどではないことから，7%前後の違いと考えられている。

③ 体組成・体型（体表面積）

筋組織のエネルギー代謝量は大きく，脂肪組織では小さいため，同じ体重であっても筋肉量の多い人は，少ない人に比べて基礎代謝は大きくなる。しかし，1 日に失うエネルギーは，皮膚表面からの放出によるものが大部分であることから，太った人は痩せた人よりも基礎代謝が大きくなる傾向にある。

基礎代謝は体表面積と高い相関関係にあることから基礎代謝基準値は体表面積あたりで求めることができる（表 8-2）。また，体重と細胞数はほぼ比例関係にあることから体重も基礎代謝との相関が高い。体表面積での算出に比べて計算が容易であることから，体重あたりで基礎代謝量の推定も可能である（表 8-3）。ただし，とくに身体の小さい者や大きい者，あるいは肥満者では体脂肪量と筋肉量のバランスが影響するためにこの相関関係から外れ，別途補正が必要となる。

表8-2　体表面積を用いた基礎代謝の簡易計算

年齢	基礎代謝基準値（kcal/㎡/時）		年齢	基礎代謝基準値（kcal/㎡/時）	
	男性	女性		男性	女性
1～	53.6	52.6	15～	41.7	38.1
2～	56.2	55.1	16～	41.0	36.9
3～	57.2	55.6	17～	40.3	36.0
4～	56.5	54.0	18～	39.6	35.6
5～	55.1	51.6	19～	38.8	35.1
6～	52.9	49.5	20～29	37.5	34.3
7～	51.1	47.6	30～39	36.5	33.2
8～	49.3	46.2	40～49	35.6	32.5
9～	47.5	44.8	50～59	34.8	32.0
10～	46.2	44.1	60～64	34.0	31.6
11～	45.3	43.1	65～69	33.3	31.4
12～	44.5	42.2	70～74	32.6	31.1
13～	43.5	41.2	75～79	31.9	30.9
14～	42.6	39.8	80～	30.7	30.0

【体表面積の計算式】

1～5歳　体表面積＝体重$^{0.423}$×身長$^{0.362}$×381.89

6歳以上　体表面積＝体重$^{0.444}$×身長$^{0.663}$×88.83

表8-3　体重のみを用いた基礎代謝推定式

（kcal/日）

年齢	男性	女性
11～2	35.8×体重＋289	36.3×体重＋270
13～5	33.0×体重＋357	31.2×体重＋344
16～8	34.3×体重＋247	32.5×体重＋224
19～11	29.4×体重＋277	26.9×体重＋267
12～14	24.2×体重＋324	22.9×体重＋302
15～17	20.9×体重＋363	19.7×体重＋289
18～29	18.6×体重＋347	18.3×体重＋272
30～49	17.3×体重＋336	16.8×体重＋263
50～69	16.7×体重＋301	16.0×体重＋247
70～	16.3×体重＋268	16.1×体重＋224

④ 内分泌

甲状腺，脳下垂体，副腎，生殖腺のホルモンは基礎代謝に影響する。とくに，甲状腺ホルモンであるチロキシンや副腎髄質からのアドレナリンは基礎代謝を増大させる。例えば，甲状腺機能亢進症であるバセドウ病の場合，基礎代謝は，著しいときは 50～100%も増大することがある。

⑤ 体温・環境温度

体温が高い人は低い人に比べて基礎代謝量が大きくなる傾向にある。とくに発熱の場合は，体温上昇 1℃につき基礎代謝量が約 13%程度高まるとされる（消耗）。また，女性の場合，基礎体温は排卵日から月経までの間に高くなり，月経から排卵前の低体温期に比べて約 0.6℃の体温上昇があるため，基礎代謝量も高い傾向にある。さらに，妊娠期の基礎体温は高めで維持されることに加えて，母体や胎児の代謝増によって出産直前には非妊娠期の 20%程度高くなる。

環境温度に関連して，年間基礎代謝では，春から夏にかけて低下し，秋から冬にかけて亢進がみられ，夏と冬では，平均 10%程度の代謝量の差がみられる。これは，夏においては筋肉を弛緩させて代謝機能を低下させて熱産生を抑制するとともに，血管拡張によって熱放散を容易にし，冬は，筋肉を緊張させることで基礎代謝を増大させて熱産生を増加させ，血管を収縮させて熱放散を防ぐためである。すなわち，体温の恒常性が関与しているということである。

2）食事誘発性体熱産生

寒いときに空腹であると，寒さが身にしみるようであるが，食事を摂取すると体が温まる。これは，食事を摂取すると，その消化・吸収や肝臓における代謝によって，エネルギー消費が高まるためである。すなわち，日常の生活活動に伴うエネルギー代謝の増加には，食物摂取に伴う消費エネルギーの増加分が含まれている。この食事摂取に伴う消費エネルギーの増加分を，**食事誘発性体熱産生**（**特異動的作用**）という。

この代謝の増加は，食後 2～3 時間後に最も更新するが，摂取した食事の内容，すなわち栄養素の種類によって異なり，たんぱく質では，摂取したたんぱく質の持つ生理的エネルギー量の約 30%増，糖質では約 5%増，脂質では約 4%増であり，日本人の食事における三大栄養素の比率で平均すると，摂取エネルギーの約 10%程度のエネルギー消費が増加することとなる。

なお，食事誘発性体熱産生はエネルギー利用された結果であるため，その体熱等を再利用することはできない。

5．エネルギー代謝の測定

エネルギー代謝量は，体内における熱量素の燃焼によることから，体内で燃焼する熱量素の比率によって決まる。すなわち，糖質，脂質，たんぱく質の燃焼量に比例する。このエネルギー代謝量の測定には，直接法と間接法の 2 種類がある。

1）直接法

原理としては，ボンブカロリーメーターで食品の物理的燃焼値を測定する方法と類似している。図 8-3 に示すように，外気と熱の交流が完全に遮断された室内に被験者が入り，体から発散される熱量を，室内循環する水に吸収させ，水温の上昇と水の量から直接生体からの発生する熱をエネルギー量として測定する方法である。しかし，この方法は大規模な装置や設備を必要とし，測定操作も困難であり，かつ被検者に長時間にわたる拘束を強いる一方で運動時などのエネルギー代謝量を測ることは事実上不可能である。さらに，間接法による測定結果ともさほど差がないことから，現在ではこの方法はあまり用いられていない。

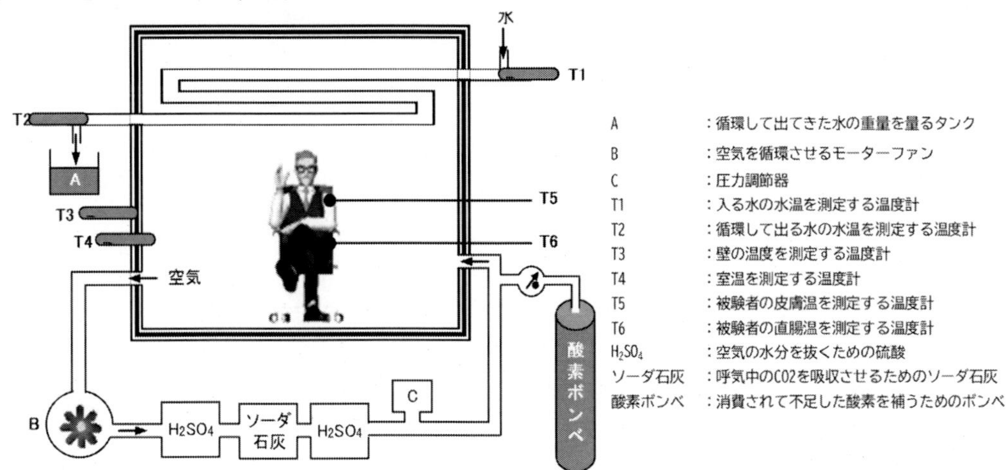

図8-3　アトウォーター・ローザ・ベネディクトの呼吸熱量計

２）間接法

間接法は，摂取した酸素を消費してエネルギー源を酸化し，二酸化炭素と水にまで分解してエネルギーを得ているという原理に基づいた方法である。すなわち，一定時間に消費した酸素量と排出した二酸化炭素量を測定し，同時に尿中への窒素排泄量を測定することで間接的にエネルギー量を求める方法である。この方法には，閉鎖式（原理的にはアトウォーター・ローザ・ベネディクトの装置と同じ）と開放式があるが，現在では開放式である**ダグラスバッグ法**（図 8-4）が代表的に用いられている。また，近年では運動や活動の種類にもよるが，マスクから直接呼気分析機に接続してブレス・バイ・ブレスでリアルタイムに測定し，エネルギー代謝の経時変化の測定も可能である。

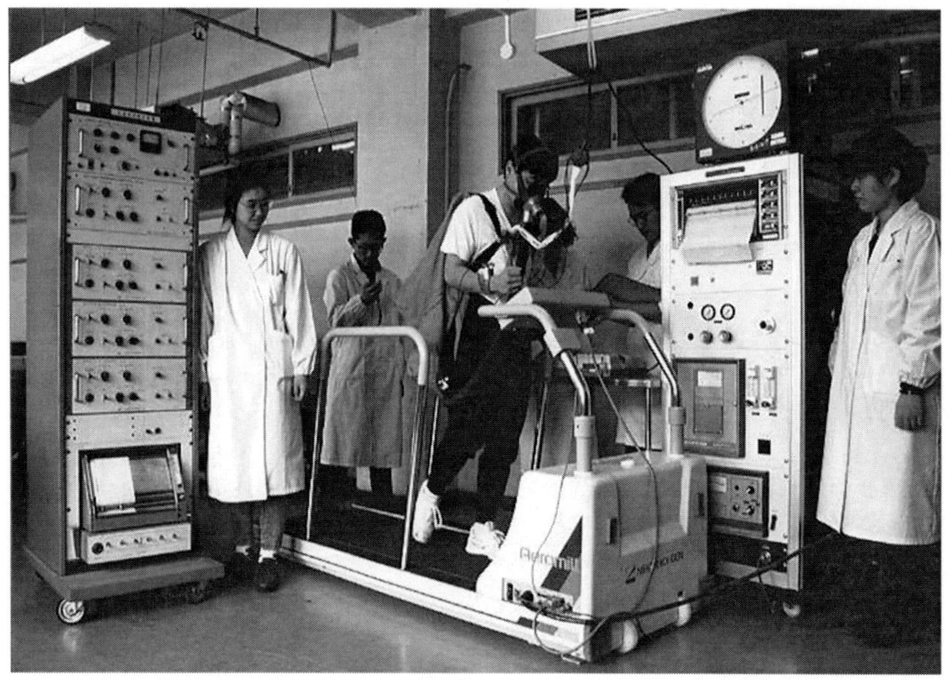

図8-4　ダグラスバック法によるエネルギー代謝の測定

この方法では，熱量素が体内で燃焼したときに消費（摂取）した O_2 量と，発生（排出）した CO_2 量の比である**呼吸商**（RQ）を基本として利用する。

$$\text{呼吸商（RQ）} = \frac{\text{排出}CO_2\text{の容積}}{\text{摂取}O_2\text{の容積}}$$

排出 CO_2 ＝呼気中 CO_2 －大気中 CO_2
摂取 O_2 ＝大気中 O_2 －呼気中 O_2

なお，体内で糖質，脂質，たんぱく質がそれぞれ 1g のみ燃焼した場合の消費 O_2 量，排出 CO_2 量，呼吸商，発生熱量は，表 8-4 のとおりである

表8-4　Lowryによる栄養素の体内燃焼時の諸係数

	糖質	脂質	たんぱく質
1gあたりの消費O_2量（ℓ）	0.829	2.019	0.966
1gあたりの排出CO_2量（ℓ）	0.829	1.427	0.774
1gあたりの熱産生量（kcal）	4.120	9.460	4.320
呼吸商	1.000	0.707	0.801
消費$O_2$1ℓあたりの発生熱量（kcal）	5.050	4.690	4.490

【化学反応式よりの呼吸商】

糖質：

$C_6H_{12}O_6+6O_2 \rightarrow 6CO_2+6H_2O$・・・$CO_2/O_2=6/6=1$

脂質：

仮にパルミチン酸，ステアリン酸，オレイン酸からなるトリグリセリドが完全燃焼する場合

$$\left.\begin{matrix} C_{15}H_{31}COO \\ C_{17}H_{35}COO \\ C_{17}H_{33}COO \end{matrix}\right] C_3H_5 + 78O_2 \rightarrow 55CO_2 + 52H_2O \cdots CO_2/O_2=55/78=0.705$$

しかし，実際には，たんぱく質は体内で不完全燃焼であることと，たんぱく質の代謝産物の大部分は，窒素化合物として尿中排泄されるため，尿中総窒素排泄量を測定できれば，その窒素量に相当するたんぱく質量，その燃焼に必要なO_2量や産生されるCO_2量を求めることができる。そこで，実際の測定では，尿中窒素排泄量からたんぱく質燃焼に用いられたO_2量と産生されたCO_2量を求め，それぞれを呼気分析から得られたO_2量とCO_2量から差し引いたもので求める。この方法を**非たんぱく質呼吸商（NPRQ）**という。このNPRQを求め，表8-5に示す表に当てはめ，糖質と脂質から得られた熱産生量に尿分析から得たたんぱく質燃焼による熱産生量を加えて消費エネルギー量とする。

表8-5　糖質と脂肪の燃焼割合と酸素1ℓあたりの発生熱量

非蛋白質呼吸商 NPRQ	分解割合 糖質%	分解割合 脂肪%	1ℓの酸素に対する熱量 (kcal)	非蛋白質呼吸商 NPRQ	分解割合 糖質%	分解割合 脂肪%	1ℓの酸素に対する熱量 (kcal)
0.707	0.0	100.0	4.686	0.860	54.1	45.9	4.875
0.710	1.1	98.9	4.690	0.870	57.5	42.5	4.887
0.720	4.8	95.2	4.702	0.880	60.8	39.2	4.899
0.730	8.4	91.6	4.714	0.890	64.2	35.8	4.911
0.740	12.0	88.0	4.727	0.900	67.5	32.5	4.924
0.750	15.6	84.4	4.739	0.910	70.8	29.2	4.936
0.760	19.2	80.8	4.751	0.920	74.1	25.9	4.948
0.770	22.8	77.2	4.764	0.930	77.4	22.6	4.961
0.780	26.3	73.7	4.776	0.940	80.7	19.3	4.973
0.790	29.9	70.1	4.788	0.950	84.0	16.0	4.985
0.800	33.4	66.6	4.801	0.960	87.2	12.8	4.998
0.810	36.9	63.1	4.813	0.970	90.4	9.6	5.010
0.820	40.3	59.7	4.825	0.980	93.6	6.4	5.022
0.830	43.8	56.2	4.838	0.990	96.8	3.2	5.035
0.840	47.2	52.8	4.850	1.000	100.0	0.0	5.047
0.850	50.7	49.3	4.862				

（ツンツ・シュンブルグ・ラスクによる）

実際のエネルギー消費量の測定において，とくに短時間でのある活動での消費エネルギー量を測定する際に尿の採取は困難である。しかし，表8-6に示すように，たんぱく質の消費量を考慮しなくても消費量にはほとんど影響されないことから，現在では考慮されることは少ない。

表8-6　非たんぱく質呼吸商を用いた消費エネルギー量の計算例

【前提測定結果】
24時間　O_2消費量＝460L　CO_2排出量＝400L　尿中窒素排泄量＝12g

【NPRQでの計算】

たんぱく質燃焼（分解）量	12×6.25（たんぱく質換算係数）＝75g
たんぱく質燃焼時の消費O_2量	0.966（表8-4より）×75＝72L
たんぱく質燃焼時のCO_2発生量	0.774（表8-4より）×75＝58L
糖質・脂質のみのO_2消費量	460－72＝388L
糖質・脂質のみのCO_2発生量	400－58＝342L
非たんぱく質呼吸商（NPRQ）	342÷388＝0.881
NPRQ≒0.88のときの消費$O_2$1Lあたりの発生熱量（表8-5より）	4.899Kcal
糖質・脂質燃焼による発生熱量	4.899×388＝1,901Kcal
たんぱく質燃焼による発生熱量	4.49×72＝323Kcal
総消費エネルギー量	1,901＋323＝**2,224Kcal**

【たんぱく質を考慮しない計算】

たんぱく質を考慮しない呼吸商	400÷460＝0.870
RQ≒0.870のときの消費$O_2$1L当たりの発生熱量（表8-5より）	4.887Kcal
前提測定結果におけるO_2消費量での発生熱量	4.887×460＝**2,248Kcal**

３）行動時間調査法（タイム・スタディー法）

行動時間調査法（**タイム・スタディー法**）は，個人の１日の生活活動（家庭や職場での諸活動，余暇活動などすべての行動）を時間的に記録し，行動別消費時間とその時の消費エネルギー量の基礎代謝に対する倍数である**動作強度**（Af：activity factor）から，エネルギー消費量の概数を求める方法であり，次式で計算される。

消費エネルギー量＝単位時間当たりの基礎代謝量×Σ（Af×活動時間）

動作強度別のAf値の目安は，表8-7に示すとおりであり，生活活動調査では，各動作を記録し，この表を参考としてAf値を調べていく。また，Af値は，その活動の基礎代謝に対する倍数であることから，基礎代謝量を知る必要があるが，この方法としては，先に記したように，体重当たりの基礎代謝推定式や次に示す国立健康・栄養研究所の式などから求めると良い。

男性：(0.0481×W＋0.0234×H－0.0138×年齢－0.4235)×1,000÷4.186
女性：(0.0481×W＋0.0234×H－0.0138×年齢－0.9708)×1,000÷4.186

なお，実際の調査においては，各動作を細かく調べることが困難な場合もあり，また対象者に記録を依頼した場合には負担が大きくなる。そのような場合は，もともと基礎代謝自体が推定であり，かつ動作強度ごとのAf値も概数であることから，活動内容を５段階程度に分類し，それぞれの大体のAf値を決めて記入用紙を作成すると良い。表8-8にAf値を用いた消費エネルギーの推定例を示す。

表8-7日常生活の動作強度の目安

生活動作	動作強度の範囲	日常生活活動の種類	動作強度（Af）
安静	1	睡眠，横になる，ゆったり座る（本などを読む，書く，テレビなどを見る）	1.0
立つ	1.1～2.0未満	談話（立位）	1.3
		料理，食事	1.4
		身の回り（身支度，洗面，便所）	1.5
		縫製（縫い，ミシンかけ）	1.5
		趣味，娯楽（生花，茶の湯，麻雀，楽器演奏など）	1.5
		車の運転	1.5
		机上事務（記帳，算盤，ワープロ，ＯＡ機器などの使用）	1.6
歩く	2.0～3.0未満	電車やバス等の乗物の中で立つ	2.0
		買い物や散歩等でゆっくり歩く	2.2
		洗濯（電気洗濯機）	2.2
		掃除（電気掃除機）	2.7
速歩	3.0～6.0	家庭菜園，草むしり	3.0
		バレーボール（９人制）	3.0
		ボーリング	3.0
		ソフトボール（平均）	3.5
		投手	4.0
		野手	3.5
		野球（平均）	3.5
		投手	5.0
		野手	3.5
		自転車（普通の速さ）	3.6
		階段をおりる	4.0
		掃除，雑巾かけ	4.5
		急ぎ足（運動，買い物）	4.5
		布団あげおろし	3.5
		おろし・とり込む	5.9
		階段昇降	5.8
		キャッチボール	4.0
		ゴルフ（平地）	4.0
		ダンス（軽い）	4.0
		サイクリング（時速10km）	4.4
		ラジオ・テレビ体操	4.5
		日本舞踊の踊り（秋田音頭など）	4.5
		エアロビクス	5.0
		ハイキング（平地）	4.0
		ハイキング（山道）	5.5
筋運動	6.0以上	ダンス（活発な）	6.0
		卓球	6.0
		ゴルフ（丘陵）	6.0
		ボート，カヌー	6.0
		階段をのぼる	7.5
		テニス	7.0
		雪上スキー（滑降）	7.0
		雪上クロスカントリー	10.0
		水上スキー	7.0
		バレーボール	7.0
		バドミントン	7.0
		ジョギング（120m/分）	7.0
		登山（平均）	7.0
		のぼり	9.0
		くだり	6.0
		サッカー，ラグビー，バスケットボールなど	8.0
		スケート（アイス，ローラースケート）	8.0
		水泳（遠泳）	9.0
		水泳（軽い横泳ぎ）	9.0
		水泳（流す平泳ぎ）50m	11.0
		水泳（クロール）	21.0
		縄跳び（60～70回/分）	9.0
		ジョギング（160m/分）	9.5
		筋力トレーニング（平均）	10.6
		腹筋運動	8.6
		ダンベル運動	12.5
		バーベル運動	9.7
		日本民謡踊り（阿波踊りなど）	13.0
		ランニング（200m/分）	13.0

注）動作強度はそれぞれ平均的な動作における値である。　（第六次改定日本人の栄養所要量より）

表8-8　生活活動調査による消費エネルギー量の推定例

【設定状況】

30分の休憩を挟んで2時間（120分）の間バレーボール（6人制）を行った体重50kgの20歳女性

【Af値：表8-7より】

休憩＝談話（立位）＝1.3　　バレーボール（6人制）＝7.0

【計算例１：単位時間＝１分】

１日の基礎代謝量＝18.3×50＋272＝1,187 kcal/日・・・（表8-3より）

１分間あたりの基礎代謝量（分時基礎代謝量）＝1,187kcal/日÷1,440分＝0.824kcal/分

ΣAf＝30分×1.3＋90分×7.0＝669

この２時間の消費エネルギー＝669×0.824kcal/分＝**551kcal**

【計算例２：単位時間＝１時間】

１日の基礎代謝量＝18.3×50＋272＝1,187 kcal/日・・・（表8-3より）

１時間あたりの基礎代謝量＝1,187kcal/日÷24時間＝49.458kcal/時

ΣAf＝0.5時間×1.3＋1.5時間×7.0＝11.15

この2時間の消費エネルギー＝11.15×49.458kcal/時＝**551kcal**

さらに，「日本人の食事摂取基準（2010 年版）」からは，Af 値に変えて **METs（メッツ：Metabolic equivalent）** が使用されるようになった（表 8-9）。先に記したように Af 値は，基礎代謝量の倍数として表した各身体活動の強度の指標であったが，METs 値は，座位安静時代謝量の倍数として表した各身体活動の強度の指標である。したがって，この METs 値と Af 値の間には，“Af≒METs×1.1（空腹時座位安静である METs 値は空腹時安静仰臥である Af の 10%増し），”の関係があり，基礎代謝は METs の 90%（0.9）とする。なお，睡眠時代謝は Af 値を使用していた「食事摂取基準（2005 年版）」から，睡眠時代謝は基礎代謝と同じとされるようになったことに注意が必要である。

表8-9　METs値を用いた身体活動の分類例

身体活動の分類（METs値の範囲）	身体活動の例
睡眠（0.9）	睡眠
座位または立位の静的活動（1.5：1.0～1.9）	テレビ・読書・電話・会話など（座位または立位），食事，運転，デスクワーク，縫物，入浴（座位），動物の世話（座位・軽度）
ゆっくりした歩行や家事など低強度活動（2.5：2.0～2.9）	ゆっくりした歩行，身支度，炊事，洗濯，料理や食材の準備，片付け（歩行），植物への水やり，軽い掃除，コピー，ストレッチング，ヨガ，キャッチボール，ギター，ピアノなどの楽器演奏
普通歩行を含む長時間持続可能な運動・労働など中強度活動（4.5：3.9～5.9）	ふつう歩行～速歩，床掃除，荷造り，自転車（ふつうの速さ），大工仕事，車の荷物の積み下ろし，苗木の植栽，階段を下りる，子どもと遊ぶ，動物の世話（歩く／走る，ややきつい），ギター：ロック（立位），体操，バレーボール，ボーリング，バドミントン
頻繁に休みが必要な運動・労働など高強度活動（7.0：6.0以上）	家財道具の移動・運搬，雪かき，階段を上る，山登り，エアロビクス，ランニング，テニス，サッカー，水泳，縄跳び，スキー，スケート，柔道，空手

※ メッツ値（metabolic equivalent，MET：単数形，METs：複数形）は，Ainsworth,et alによる。
いずれの身体活動でも活動実施中における平均値に基づき，休憩・中断中は除く。

（厚生労働省：「日本人の食事摂取基準（2010年版）」より）

なお，活動量の指標として，**“エクササイズ”**という表現がある。エクササイズとは，『エクササイズ=METs×時間』で計算されるものである。『健康づくりのための身体活動基準 2013』においては，健康づくりの運動として，18～64 歳の場合，3 METs 以上の身体活動（生活活動を含む）を 23 METs・時／週（23 エクササイズ／週），3 METs 以上の運動を 4 METs・時／週（4 エクササイズ／週）以上を基準としている。

Mets を用いて消費エネルギーを推定するには，基本的にはタイム・スタディー法を応用することで可能であるが，Mets×時間であるエクササイズと体重を使って次式による概算も可能である。

エネルギー消費量（kcal/日）＝体重（kg）×1 日の合計エクササイズ×1.05

４）二重標識水法

二重標識水法（DLW）は，ある程度習慣的な（約２週間）のエネルギー消費量を高い精度で直接測定できる。この方法は，まず 10 mL 程度の二重標識水（通常の水は，分子量が H=1 と O=16 のものが大部分を占めるが，二重標識水は，分子量が H=2 と O=18 を多く含む）を飲み，約 6 時間後に少量の尿を採取する。さらに 14 日後にもう一度尿を少量採取し，6 時間後の二重標識水（体内拡散）と 14 日後（二重標識水由来の重酸素がほぼ体外へ排泄される）の重酸素と重水素の濃度差から計算する。これは，二重標識水が体内水分に均一に混ざり，その後，身体活動量の多い人で，酸素消費が多いために体水分中の分子量 18 の酸素濃度の低下が速いという原理を利用している。

しかし，この測定方法では特殊な分析機器が必要であるという欠点や，2 週間程度の期間を要するため，特定の活動における消費量測定はできない。

５）心拍数記録法

歩行→ジョギング→走行といった身体活動強度の上昇に伴って，心拍数も増加していく。**酸素摂取量**とは，単位時間あたり（一般的には１分間あたり）に取り込まれる（摂取される）酸素量であり，**最大酸素摂取量（VO_2max）**はその最大値である。酸素摂取量が高値であるほど運動の強度が高いことになるが，図 8-5 や図 8-6 に示すように，一般に心拍数や**%HRreserve** は酸素摂取量（%VO2max）の間に正の相関関係が認められる。なお，この相関は心拍数よりも%HRreserve の方が強い。そのため，心拍数を記録することで，エネルギー消費量を推定することができ，近年では，24 時間に亘って心電図を記録する軽量で簡便な機器も開発されている。

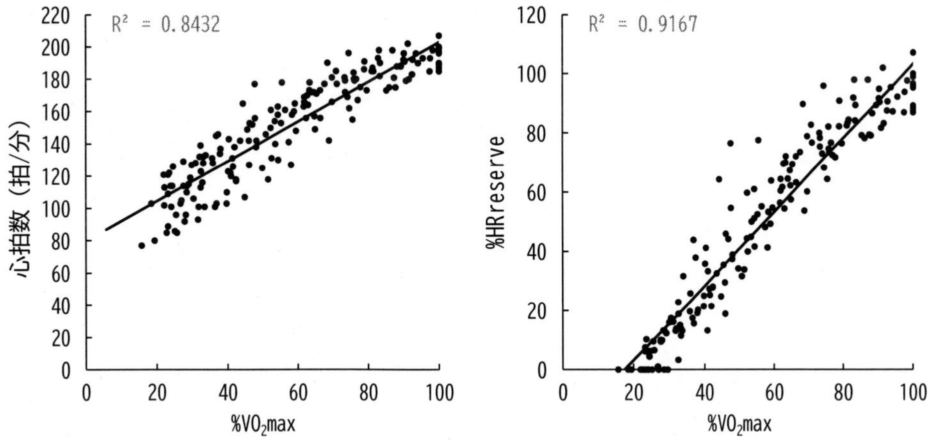

図8-5　%VO_2maxと心拍数および%HRreserveの関係

男子大学生14名における結果（筆者測定）。
最大酸素摂取量（VO_2max）は，1分間に取り込むことのできる酸素量の最大値であり，運動習慣のある者は高値となる。なお，%VO_2maxは各被験者毎のVO_2maxに対するその時の酸素摂取量の%である。
最大心拍数は，年齢によって一定（220－年齢）とされる。%Hrmaxは，（運動時心拍数－安静時心拍数）÷（推定最大心拍数－安静時心拍数）×100で計算される。

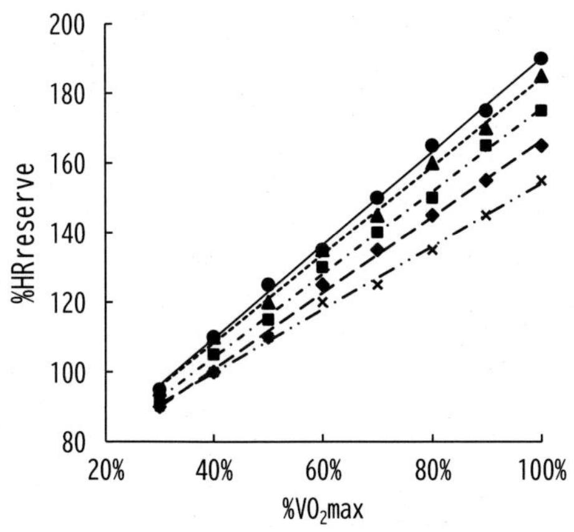

図8-6　年齢別の%VO_2maxと心拍数の関係

臨床栄養への接続

★正しく体格を認識する必要性

参考表　BMIによる体重の判定基準

BMI(kg/㎡)	判定	
	日本	WHO
18.5未満	低体重	Underweight
18.5以上25.0未満	普通体重	Normal range
25.0以上30.0未満	肥満1度	Pre-obese
30.0以上35.0未満	肥満2度	Obase class I
35.0以上40.0未満	肥満3度	Obase class II
40.0以上	肥満4度	Obase class III

BMI＝体重(kg)÷身長(m)^2

ほとんどの生活習慣病に共通する発症要因に肥満がある。肥満の判定には，“体重(kg)÷身長(m)^2”で計算される BMI（Body Mass Index）が使われ，参考表の通り判定される。

ところで，“鉄 1kg”と“綿 1kg”ではどちらが重いだろうか（参考図 1）？いずれも 1kg 同士であるため重量は同じであるが，体積が異なる。筋組織と脂肪組織も同様の関係にあり，同じ重量であれば脂肪組織の体積は大きくなる。すなわち，身長と体重が同じであっても，体脂肪率が高い人の方が太って見えることになる。

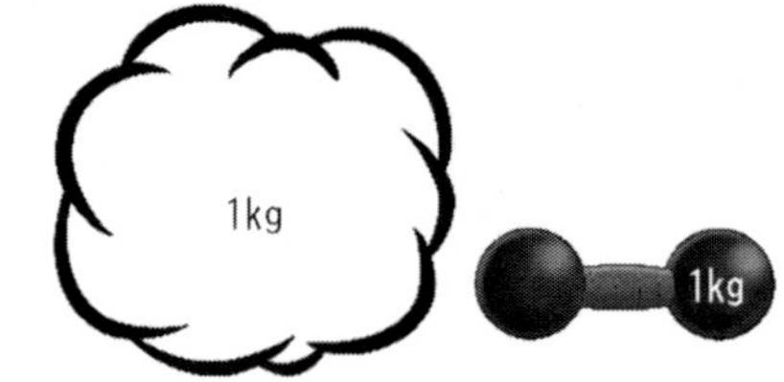

参考図1　綿1kgと鉄1kgではどちらが重たい？

肥満が生活習慣病の原因となるのは，皮下脂肪や内臓脂肪が必要以上についた状態が問題となるためである。すなわち，肥満とは「単に体重が重たいということだけでなく，必要以上に脂肪組織が増加した状態」ともいえる。このことを踏まえると，BMI のみでの判定に問題が生じる。例えば極端な例であるが，円谷プロによる公開情報によると，世界のヒーローであるウルトラマンは，体重 35,000t，身長 40m である。この数値で BMI を計算すると実に 21,875kg/㎡である。ちなみに，男性で最も疾病が少ない BMI は約 21.9kg/㎡であるが，ウルトラマンの BMI を 1,000 分の 1 にすると，まさにベストの状態である。実際には 1,000 分の 1 をする理由はないため，ウルトラマンの BMI はあくまでも 21,875kg/㎡である。したがって，彼は“ウルトラマン”ではなく“ウルトラ肥満”といえる。しかし，どうみても彼の体型はやや細身で筋肉質であり，毎週のように怪獣と共に周囲の迷惑を省みないで大暴れして健康そのものである。このように，筋肉質の人は BMI が高めとなる。逆に，BMI は普通範囲であっても体脂肪でみると肥満という問題が若年女性でみられる。成人女性の場合，体脂肪率 30%以上から肥満と判定される。

参考図 2 は 83 名の若年女性における BMI と体脂肪率を散布したものである。普通体重範囲（BMI18.5 以上，25 未満）の者 69 名のうち体脂肪率 30%以上の者は 16 名おり，体重のみで普通範囲の女性の 4～5 人に 1 人がこの状態にあった。この状態は，筋肉が少ないために体重が低くなったものであり，**サルコペニア肥満（隠れ肥満）**という。

サルコペニアとは，筋肉が減少（萎縮）した状態であり，高齢者の低栄養問題でよく知られるが，無理なダイエット（とくに食事量を極端に減らす）を行うと同じように筋肉が分解されてサルコペニア肥満になる可能性が高くなる。このサルコペニア肥満の状態で年齢を重ねると，将来的に本当の肥満になったり，さらに高齢期になった時には要支援・要介護状態に陥ったりする危険性も高くなる。

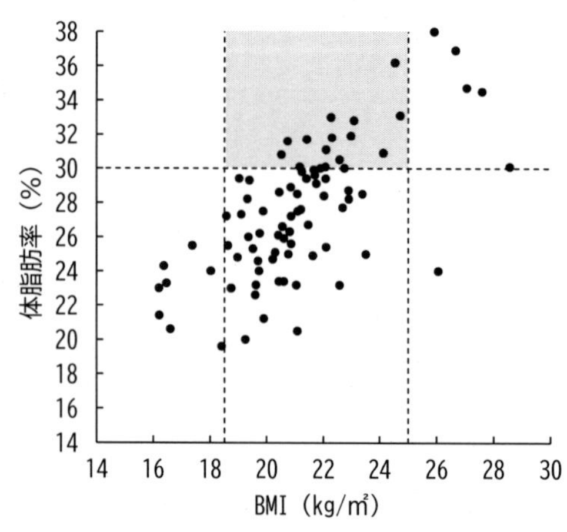

参考図2　若年女性におけるBMIと体脂肪率の関係

19～21歳女性83名（2004年～2013年調査：広島）
網掛け部分は，Bmiは普通体重の範囲（18.5以上，25.0未満）であるが体脂肪率が30%状の肥満範囲である。

第9章　食物繊維・難消化性糖質

1．食物繊維と難消化性糖質

食物繊維とは，ヒトの消化酵素では加水分解することができないために小腸から吸収されない食物成分と定義される。食生活おいて摂取される食物繊維のほとんどは，植物性食品由来の**難消化性多糖類**であるが，動物性食品にも食物繊維が含まれる。

食物繊維は表 9-1 に示すように**水溶性食物繊維**と**不溶性食物繊維**の 2 種類に大別でき，それぞれ生理的作用が異なる。ペクチン，マンナン，β-グルカン，アルギン酸などの水溶性食物繊維は，水に溶解して高粘性を示すため，小腸における栄養素の吸収が緩慢になる。とくに食後血糖値や血中コレステロールの吸収を抑えることから特定保健用食品の関与物質として広く利用されている。しかし，この作用はすべての食物成分に対して共通であるため，摂取が多いと必要なビタミンやミネラルの吸収も抑制されることに注意が必要である。一方セルロースやヘミセルロース，リグニンなど不溶性食物繊維は水には溶解しにくいが，水を含んで膨張することで便量を増加しつつ軟らかくするため，便通促進作用がある。また，この便通促進作用でもって腸内有害物質の排泄を促す。

表9-1　食物繊維の種類と作用の代表例

<table>
<tr><th colspan="3">分類</th><th>名称</th><th>作用例</th></tr>
<tr><td rowspan="9">水溶性</td><td rowspan="6">植物性</td><td rowspan="3">植物細胞の貯蔵物質など</td><td>ペクチン（水溶性）</td><td rowspan="11">・血糖値上昇抑制作用（強）
・コレステロール吸収抑制作用
・短鎖脂肪酸生成による腸内細菌叢（腸内フローラ）改善作用</td></tr>
<tr><td>グアガム（植物ガム）</td></tr>
<tr><td>グルコマンナン（粘質物）</td></tr>
<tr><td rowspan="3">海藻類</td><td>アルギン酸</td></tr>
<tr><td>カラギナン</td></tr>
<tr><td>寒天</td></tr>
<tr><td colspan="2">動物性</td><td>コンドロイチン硫酸</td></tr>
<tr><td colspan="2" rowspan="2">化学修飾多糖類など</td><td>ポリデキストロース</td></tr>
<tr><td>カルボキシメチルセルロース</td></tr>
<tr><td rowspan="9">不溶性</td><td rowspan="6">植物性</td><td rowspan="6">植物細胞壁の構成物質など</td><td>セルロース</td><td rowspan="9">・便通促進作用
・血糖値上昇抑制作用（弱）</td></tr>
<tr><td>ヘミセルロース</td></tr>
<tr><td>リグニン</td></tr>
<tr><td>イヌリン</td></tr>
<tr><td>ペクチン</td></tr>
<tr><td>β-グルカン</td></tr>
<tr><td colspan="2" rowspan="3">動物性</td><td>キチン</td></tr>
<tr><td>キトサン</td></tr>
<tr><td>コラーゲン</td></tr>
</table>

なお，図 9-1 に水溶性食物繊維と不溶性食物繊維の血糖値上昇抑制効果を示している。

食物繊維と同様に消化されない，あるいはされにくい糖質のことを**難消化性糖質**と呼び，**難消化性オリゴ糖**（ラフィノース，イソマルトオリゴ糖，トレハロースなど）や**糖アルコール**（キシリトール，エリスリトール，ソルビトールなど）がある。消化吸収されないため食後血糖値の上昇抑制効果・インスリン節約効果が認められる。また，糖アルコールは，う蝕予防作用が認められる。なお，単糖アルコールも便性状改善と排便促進効果，コレステロールなどの脂質改善効果がある他，腸内細菌による発酵を受けて短鎖脂肪酸となり，**腸内細菌叢**（**腸内フローラ**）の改善効果による感染症に対する防御作用も報告されている。

難消化性オリゴ糖や糖アルコールは，甘味を有しながらも吸収されにくいことからショ糖に比べて半分程度の低エネルギー甘味料として利用される。しかし，これら難消化性糖類を一度に大量に摂取すると，小腸で吸収されなかったオリゴ糖が大量に流入し，大腸内浸透圧上昇による「**高浸透圧性下痢**」を引き起こすことがある。また，食物繊維と比較して，オリゴ糖は低粘度であるために消化管移行が速く，微生物による発酵も速やかである。そのため，食物繊維と同量摂取した場合，分子量の小さいオリゴ糖の方が大腸内浸透圧は高くなるため，食物繊維に比べて一過性の下痢を誘発しやすい。

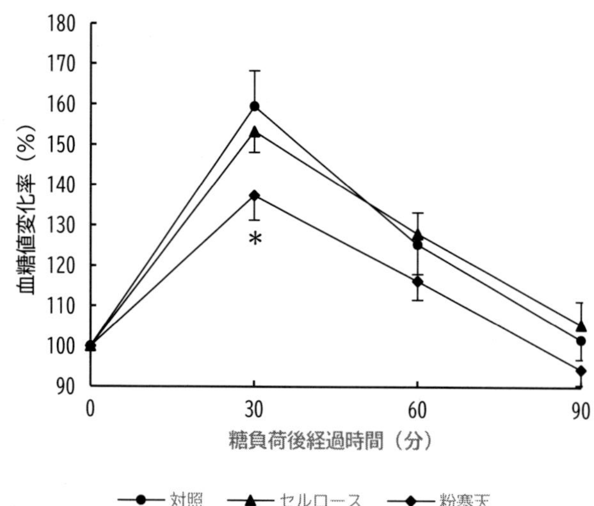

図9-1　食物繊維の血糖値上昇抑制効果

データは，糖負荷試験前の血糖値を100としたときの変化割合（%）の15名（女子大学生）での平均値±SEM。
「対照」は砂糖25 gのみの摂取，「粉寒天」は砂糖25 gと市販粉末寒天4 gの同時摂取，「セルロース」は砂糖25 gとセルロース4 gの同時摂取である。
有意差の検定は，対応のあるt-検定で行い，有意水準$p<0.05$で有意を「*」で表記した。

2．短鎖脂肪酸

水溶性食物繊維や難消化性糖質は，大腸まで移行して腸内細菌によって発酵される。その結果，酢酸やプロピオン酸，酪酸などの短鎖脂肪酸が生成される。これら短鎖脂肪酸によって酸性となった腸内環境では酸性環境に強いビフィズス菌や乳酸菌などの善玉菌（有用菌）の増殖が促進され，腸内細菌叢（腸内フローラ）が改善される。また，生成された短鎖脂肪酸は，大腸上皮細胞のエネルギー源として利用され，大腸の蠕動運動や上皮細胞における水分とミネラルの吸収が促進される。

3．腸内細菌と腸内環境

ヒトの大腸には数100種類以上，約100兆個の腸内細菌が生息しているといわれる。これら腸内細菌には，健康に対する有害菌と有用菌が混在して**腸内細菌叢**（**腸内フローラ**）を形成している。なお，腸内細菌叢によってビタミンK，B_2，B_6，B_{12}，ビオチン，パントテン酸，葉酸などいくつかのビタミン類が生成されている。

腸内細菌叢の細菌類は，ヒトに対する作用から有用菌（ビフィズス菌や乳酸菌など），有害菌（ウェルシュ菌，黄色ブドウ球菌など），**日和見菌**（大腸菌など通常は影響を及ぼさないが，宿主であるヒトの抵抗力が低下した時に悪影響を及ぼす）に分類され，その占有率は食生活に影響される。そのため近年では，有用菌の腸内細菌叢の保持・増強でもって健康の維持・増進に働きかけることを目的とした食品を積極的に摂取しようとする考え方が広まりをみせている。

これに伴って，消化されないまま大腸に到達して有用菌のエサとして発酵をうけて有用菌を育て，腸内環境の酸性化によって有害菌を減少させることを目的として水溶性食物繊維，難消化性オリゴ糖，糖アルコールなどを加える**プレバイオティクス**（**Prebiotics**），ビフィズス菌や乳酸菌など有用菌の生菌そのものの摂取を目的とした**プロバイオティクス**（**Probiotics**）などが知られるようになった（図9-2）。さらに，この2つを合わせたハイブリッド型，すなわち水溶性食物繊維や難消化性オリゴ糖を添加したヨーグルトのような**シンバイオティクス**（**Synbiotics**）といわれる食品も多数開発・市販されている（図9-2）。

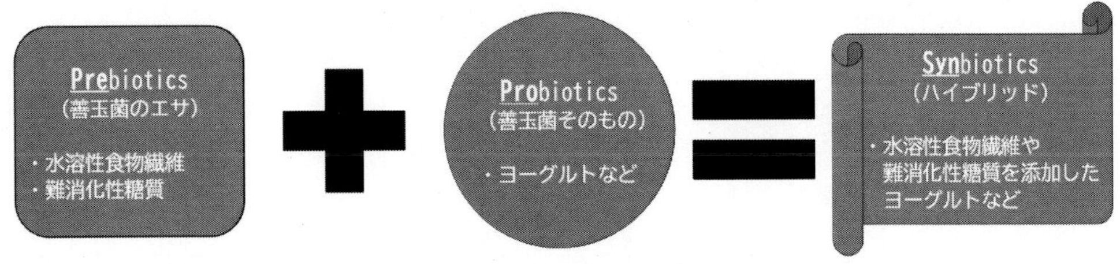

図9-2　プレバイオティクス，プロバイオティクス，シンバイオティクス

臨床栄養への接続

★食物繊維と脂質異常症

食生活の欧米化に伴って日本人の食物繊維の摂取量が減少したといわれる。実際，参考図1に示すように総食物繊維摂取量は1950年頃から減少し，現在は14g/日前後を推移している（ただし，2019年速報値では18g/日）。この摂取量の減少について，あくまでも著者私見であるが，従来の日本人における野菜類の摂取方法としては野菜のお浸し・煮浸しのように加熱によって容積が減少するような調理法が多かったのに比べて，サラダのような生野菜での摂取によって素材としての重量が減少したためかもしれない。

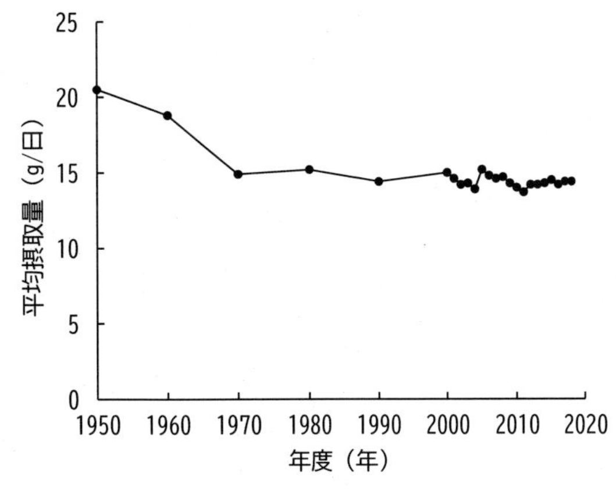

参考図1　日本人の総食物繊維摂取量の年次推移
（国民健康・栄養調査より）

食物繊維には，本章で解説したように水溶性と不溶性があり，糖質や脂質の吸収抑制効果は水溶性の方が強い。実際，図9-1で示したように，経口糖負荷試験の結果では水溶性の多い観点に比べると不溶性食物繊維では糖負荷30分後の血糖値の上昇の抑制効果は小さかった。一方，脂質異常症予防に対しては，参考図2に示すように，無繊維食，セルロース（不溶性），粉寒天（水溶性）の3種類の高脂肪食を2週間にわたってラットに摂取させた結果，血清中性脂肪ならびに総コレステロール濃度が無繊維食に比べて水溶性食物繊維を多く含む粉寒天群では有意な低値を示した。また，この効果は粉寒天に比べて弱いものの，不溶性食物繊維であるセルロースにおいても同様に無繊維食群に比べて有意に低値であった。このように，不溶性であってもそれなりの効果が期待できることから，まずは水溶性・不溶性を意識する前に食物繊維そのものを意識して摂取することが望まれる。

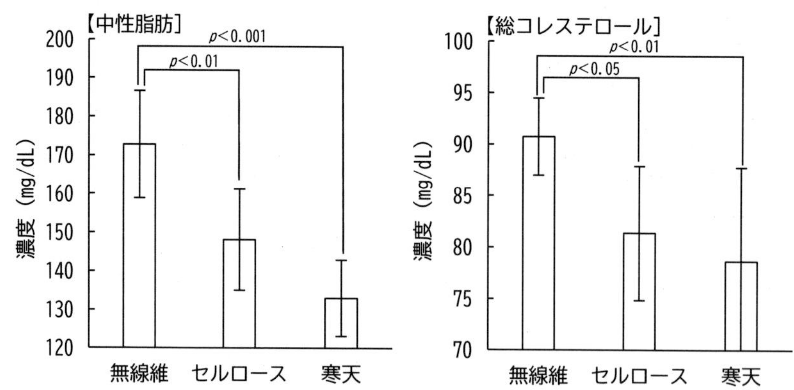

参考図2　ラットにおける高脂肪食摂取時の食物繊維の血中中性脂肪濃度および総コレステロール濃度に対する効果

データは，平均±SD。
無繊維群（n=8）は，飼料に食物繊維を添加しなかった群である。一方，セルロース群（n=4）には食物繊維としてセルロースを，寒天群（n=4）には市販粉末寒天を飼料に添加した群である。なお，飼料は脂質源として調合油とラードを1:1で混合し，飼料重量に対して10%になるように添加したものをベースとして2週間摂取させた。
有意差の検定は，一元配置分散分析およびSheffeによる多群間比較（両側検定）で行なった。

★乳酸菌とアレルギー予防・低減

ビフィズス菌や乳酸菌摂取による健康効果には，体脂肪低減や感染症予防，アレルギー低減，免疫機能調節など多岐にわたる関与が示唆されている。

とくに感染症予防，アレルギー低減，免疫機能調節など免疫系への作用が多い。その中でも，基本的には健康体で通常の生活を送っている状態での対象者が多いことと，食生活へのビフィズス菌・乳酸菌等の導入の容易さを考慮すると，花粉症やアトピー性皮膚炎への効果は注目されており，アレルゲン特異的効果の報告も多くあるが，参考表のようにアレルギー性鼻炎全般に対する効果も期待されている。

参考表　血中アレルギー関連パラメーターの変化（L.プランタルムYIT0132※1摂取の効果）

（対 飲用前　*$p<0.05$，**$p<0.01$）

項目		試験飲料	飲用前	飲用後
総IgE※2	（IU/mL）	L.プランタルムYIT0132発酵果汁飲料	316.4 ± 401.6	289.7 ± 361.8 *
		プラセボ群	426.9 ± 726.4	389.2 ± 630.4
ECP※3	（μg/L）	L.プランタルムYIT0132発酵果汁飲料	8.3 ± 5.5	5.2 ± 2.7 *
		プラセボ群	7.6 ± 6.9	5.8 ± 6.8
Th2※4	（%）	L.プランタルムYIT0132発酵果汁飲料	0.9 ± 0.4	0.5 ± 0.3 **
		プラセボ群	0.8 ± 0.4	0.7 ± 0.6

※1　L.プランタルム YIT0132（Lactobacillus plantarum YIT0132）は漬物から発見された植物由来の乳酸菌。マクロファージなどの免疫細胞が産生し，乱れた免疫バランスを改善するインターロイキン-10（IL-10）の産生誘導能が高く，制御性T細胞を活性化して乱れた免疫細胞のバランスを整え，アレルギー症状をい改善する働きが報告されている。
※2　IgEは免疫グロブリンの1つ。血液中には極めて微量であり，アレルギー疾患（1型アレルギー）や寄生虫疾患で高値を示す。臨床で測定されるIgEには，特定の抗原（アレルゲン）に対して抗体活性を有する特異IgEと抗体活性が明確ではないIgE全体の量としての総IgEがある。
※3　ECP（Eosinophil Cationic Protein）は，好酸球が産生するたんぱく質の一種であり，細胞を傷つけて炎症反応を起こす。
※4　Th2は，ヘルパーT細胞の2型である。ヘルパーT細胞には1型もあるが，2型優位になるとB細胞がアレルギー反応に関わるIgE抗体を大量に産生するように誘導される。

（Harima-Mizusawa,N. et.al：*Benef Microbes*. 2016 Nov 30;7(5):649-658）

その他，腸内フローラの改善等によって様々な疾患等の治療効果等も研究され，臨床・医療現場におけるプロバイオティクスの応用も研究が進められている。

第 10 章　消化と吸収

1．消化とは

摂取された食物は，そのまま吸収することはできないため，吸収される形にまで分解する必要がある。そして，この摂取された食物のサイズを細分化・微小化などを行って吸収できる状態にまで分解してく過程を消化という。消化を受ける主な栄養素としては，糖質，脂質，たんぱく質であり，糖質は最終的には単糖類まで，たんぱく質はアミノ酸や小ペプチドまで，脂質は遊離脂肪酸とモノアシルグリセロールにまで分解されて吸収される。

消化のシステムとしては，「**物理的消化**」，「**化学的消化**」，「**生物学的消化**」の３種に大別することができる。なお，生物学的消化とは，腸内細菌による腐敗や発酵による分解のことであり，生体そのものの機能によるところではないため，ここでは，物理的消化と化学的消化について説明する。

1）物理的消化

咀嚼や消化管の機械的な運動，および消化液への溶解など物理的現象による消化を**物理的消化**という。

消化管の運動の基本は，図 10-1 に示すような分節運動，振子運動（緊張性収縮），蠕動運動の 3 種類の組合せで行われる。

図10-1　消化管運動の基本形

運動の種	分節運動	振子運動 緊張性収縮	蠕動運動
機能	撹拌機能	分離・混和機能 （弁機能）	推進機能
動き	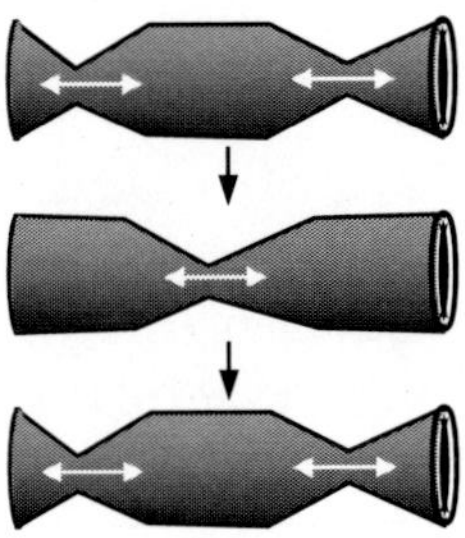	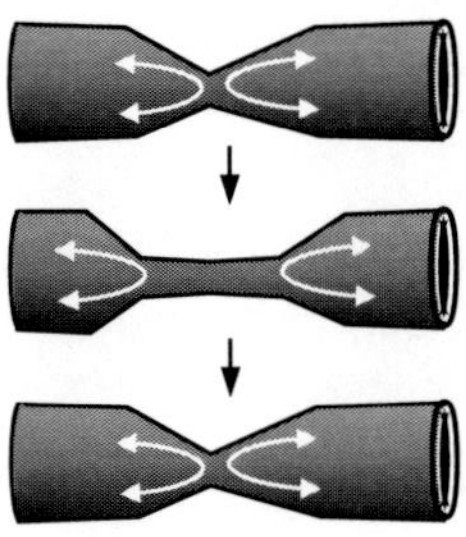	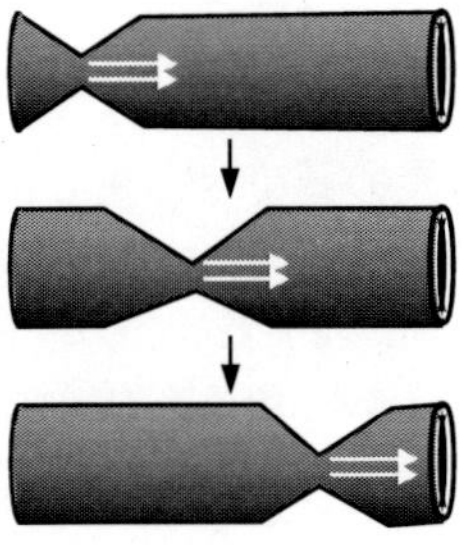

分節運動は，消化管の輪走筋がある間隔で収縮し，内容物が２分される。続いて，収縮部位が弛緩するとともに，先ほどの中間部が新たに収縮することで，隣り合う分節の分断部同士が合わさって新しい分節を生じさせる。この運動の連続によって，内容物は撹拌・混和され，また細分化されていく。

振子運動は，縦走筋による消化管の伸縮運動によって内容物と消化液とを混和する。また，**緊張性収縮**としてみた場合は，持続性の長い輪走筋の収縮により小腸のある分節を他から隔てる働きを持ち，この運動によって内容物の正味の移動はないものの，消化産物と小腸粘膜との接触時間が長くなり，吸収を促進させるのに役立つ。

蠕動運動は，輪走筋の収縮によって生じた収縮輪が，口側から肛門側へ移動し，ちょうどラミネートチューブの中身を押し出すように内容物を前に進めるとともに，内容物の撹拌，細分化にも役立っている。

消化液には，表 10-1 のような性質がある。消化液の働きは様々であり，化学的消化の主役であるが，物理的消化にも役立っている。消化液の共通した役割は，食物を湿らせ，滑らかにし，内容物を消化管内で移動させやすくしたり，混和を容易にさせたりする。また，粘液が含まれており，粘膜が物理的・化学的な刺激から保護する役割も持つ。

消化液の液量が増加すると，消化管内容物は液状となり，消化管の運動による撹拌や破砕の効果が上がることで，内容物の細分化や可溶化が進む。

表10-1　主要消化液の種類と性質，作用，分泌刺激

消化液	1 日分泌量	成分とpH	作用	主要分泌刺激
唾液	約1,500 ml	安静時は約pH6.8，分泌亢進時はpH8.0付近に上昇。アミラーゼを含み，ムチンに富む。	口腔内潤滑。アミラーゼによる化学消化。	口腔内物理刺激。
胃液	約2,500 ml	pHは約1.0。HClに富み，ペプシンのほかリパーゼやムチンを含む。	HClはたんぱく質の化学的消化を助ける他，強い殺菌作用を持つ。ペプシンによるたんぱく質の化学消化。	胃壁の進展刺激。消化管ホルモンであるガストリンによる刺激。
膵液	約1,500 ml	pHは約8.0。重炭酸塩（HCO_3^-）および様々な消化酵素に富む。	胃から送られた内容物の中和。各種消化酵素による化学消化。	消化管ホルモンであるセクレチンによって，アルカリ性に富む初期膵液の分泌。消化管ホルモンであるコレシストキニンによる消化酵素に富む本格的膵液分泌。
胆汁	約500 ml	pH6.9～7.7。胆汁酸塩，胆汁色素を含む。	胃から送られた内容物の中和。脂質（脂肪）を乳化させ消化酵素の作用を受けやすくする。	コレシストキニンで分泌促進。
腸液	約500 ml	十二指腸のBrunner腺はアルカリ性の濃厚粘液分泌。吸収上皮細胞は，内溶液の浸透圧に応じて低張性液を分泌。	粘液は，胃酸から粘膜を保護する。低張性液で内溶液の浸透圧を等張に保つ。	高張性の内溶液

2）化学的消化

1）酵素の基質特異性

化学的消化は，消化液に含まれる生体触媒である酵素の反応によって成分を分解する消化である。酵素の作用を受ける物質を基質というが，酵素には，図 10-2 に例を示すように，特定の物質に対してのみ作用する**基質特異性**がある。また，同じ基質に対して異なる生成物を生じるように，酵素によって反応特異性が異なる場合もある。

図10-2　糖類分解酵素（膜消化酵素）の基質特異性

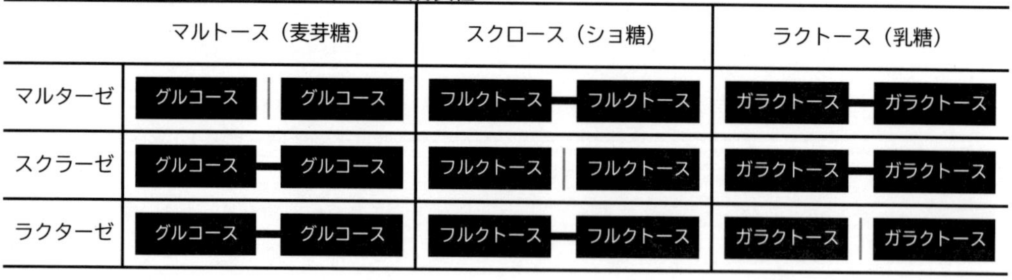

	マルトース（麦芽糖）	スクロース（ショ糖）	ラクトース（乳糖）
マルターゼ	グルコース ｜ グルコース	フルクトース―フルクトース	ガラクトース―ガラクトース
スクラーゼ	グルコース―グルコース	フルクトース ｜ フルクトース	ガラクトース―ガラクトース
ラクターゼ	グルコース―グルコース	フルクトース―フルクトース	ガラクトース ｜ ガラクトース

消化酵素は，食物成分の結合を化学的に切断する酵素である。消化酵素には様々な種類があるが，基質となる成分によって，糖質分解酵素，たんぱく質分解酵素，脂質分解酵素などに分類できる。酵素活性は，酵素の量が多いほど強くなるほか，様々な要因で変化し，活性化（賦活化）されたり失活（阻害）されたりする。とくに，一部の例外を除くと，酵素の多くはたんぱく質でできているため，温度や pH によって変性し，酵素活性は変化する。なお，酵素が最適に作用する温度を至適温度，pH を至適 pH という。

2）エンド型とエキソ型

糖類分解酵素やたんぱく質分解酵素には，分子結合配列の内側を切断する**エンド型**と，分子結合配列の外側を切断する**エキソ型**がある（表 10-2）。例えば，たんぱく質分解酵素であるペプチダーゼであれば，ペプチド鎖の内側にあるペプチド結合を切断するエンドペプチダーゼのグループと，ペプチド鎖の外側にある末端ペプチド結合を切断するエキソペプチダーゼのグループがある（図 10-3）。

表10-2　エンド型およびエキソ型の主な消化酵素

	酵素名	存在部位 分泌液	基質	産物	型
糖類分解酵素	唾液α-アミラーゼ	唾液	デンプン， グリコーゲン	α-限界デキストリン， マルトトリオース， マルトース	エンド型
	膵α-アミラーゼ	膵液	デンプン， グリコーゲン	α-限界デキストリン， マルトトリオース， マルトース	エンド型
	マルターゼ	小腸吸収上皮 細胞微絨毛膜	α-限界デキストリン， マルトトリオース， マルトース	グルコース	エキソ型
	スクラーゼ	小腸吸収上皮 細胞微絨毛膜	α-限界デキストリン， スクロース	グルコースとフルクトース （スクロースが基質の場合）	エキソ型
	イソマルターゼ	小腸吸収上皮 細胞微絨毛膜	α-限界デキストリン， イソマルトース	グルコース （イソマルトースが基質の場合）	エキソ型
たんぱく質分解酵素	ペプシン	胃液	たんぱく質， ペプチド	ペプチド	エンド型
	トリプシン	膵液	たんぱく質， ペプチド	ポリペプチド ジペプチド	エンド型
	キモトリプシン	膵液	たんぱく質， ペプチド	ポリペプチド ジペプチド	エンド型
	エラスターゼ	膵液	たんぱく質， ペプチド	ポリペプチド ジペプチド	エンド型
	カルボキシ ペプチダーゼ	膵液	ポリペプチドの 遊離カルボキシ末端部	アミノ酸	エキソ型
	エンテロ ペプチダーゼ	小腸吸収上皮 細胞微絨毛膜	トリプシノーゲン	トリプシン	エンド型
	アミノ ペプチダーゼ	小腸吸収上皮 細胞微絨毛膜	オリゴペプチドの 遊離アミノ基末端部	アミノ酸	エキソ型

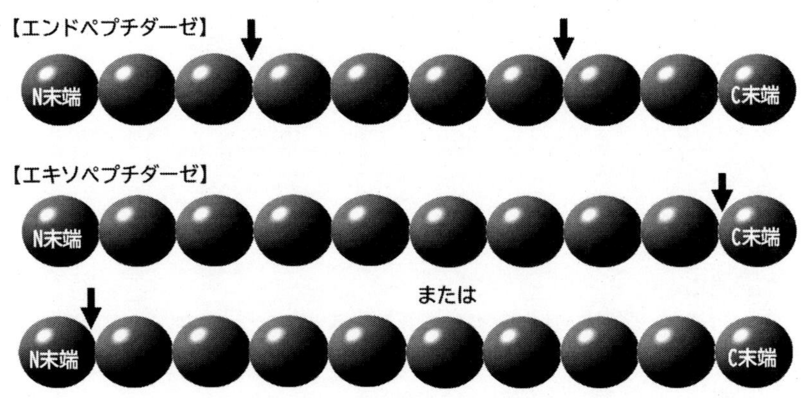

図10-3　エンドペプチダーゼとエキソペプチダーゼの反応部位

なお，エンド型とエキソ型の分泌部位を消化管の長軸方向でみると，エンド型の多くは十二指腸より前の上部消化管に分泌され，エキソ型は，小腸粘膜のように下部消化管に多く存在する。そのため，エンド型によって，食物は消化管を下るにしたがって糖質やたんぱく質を断片化し，エキソ型によって，小ペプチドやアミノ酸，単糖類のような構成ユニットを切り出すことになる。

3）至適温度と至適 pH

先に記したように，消化酵素が作用するのに最も適している温度を“**至適温度（最適温度）**”，pH を“**至適 pH（最適 pH）**”という。

消化酵素は体内で作用することから，至適温度は基本的には体温に近い 37℃前後であるが，至適 pH については，酵素によって異なる。一般に，消化酵素の至適 pH は，その存在部位の pH 環境に近くなる。例えば，たんぱく分解酵素であるペプシンは，胃液に分泌されることから，至適 pH は，1.0～2.0 となる。

4）不活性型酵素前駆体から活性型酵素への変換および活性阻害因子

いくつかの酵素，とくにたんぱく質分解酵素は，消化管内に分泌されるときには，不活性型の酵素前駆体として分泌された後に活性化を受ける。その代表的なものとして，ペプシンが挙げられる。

ペプシンは，ペプシノーゲンとして分泌され，その活性を阻害していたペプチド部分が，胃酸によって切り離され，活性型のペプシンとなる。さらにペプシンは，連鎖的にペプシノーゲンに作用し，自己触媒的に活性型に変換している。

一方，食品中には，消化酵素の活性を阻害する因子を含むものもある。例えば，大豆にはトリプシン・インヒビターといわれるたんぱく分解酵素の阻害因子を含んでいる。また，グァバ葉には，図 10-4 に示すように，グルコアミラーゼやスクラーゼといった小腸膜消化酵素のグループに属する **α-グルコシダーゼ**の阻害物質を含み，糖類の分解を阻害することで血糖値の上昇を抑制することで，特定保健用食品にも利用されている。なお，グァバ葉茶は，図 10-5 のように消化する必要のないグルコースの投与においても血糖値の上昇が抑制されることから，消化管の機能そのものの抑制効果も考えられている。

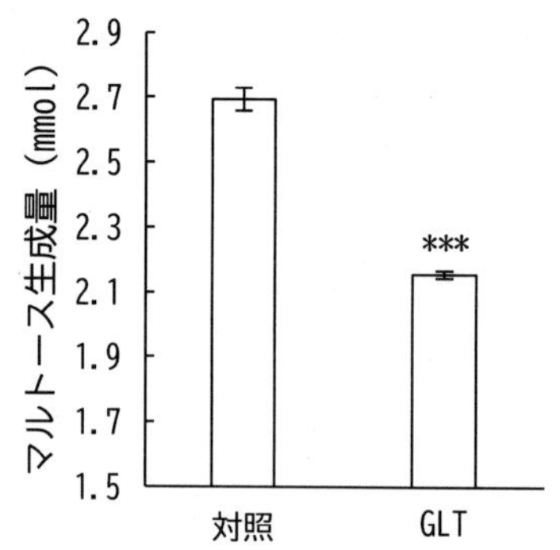

図10-4　*in vitro*でのグァバ葉茶のアミラーゼ活性阻害作用

4gの8%デンプン液にα-アミラーゼを作用させた。
対照は，α－アミラーゼを蒸留水に溶解，GLTは，α-アミラーゼをグァバ葉茶に溶解した酵素液である。
「***」は，$p<0.001$で有意を示す。

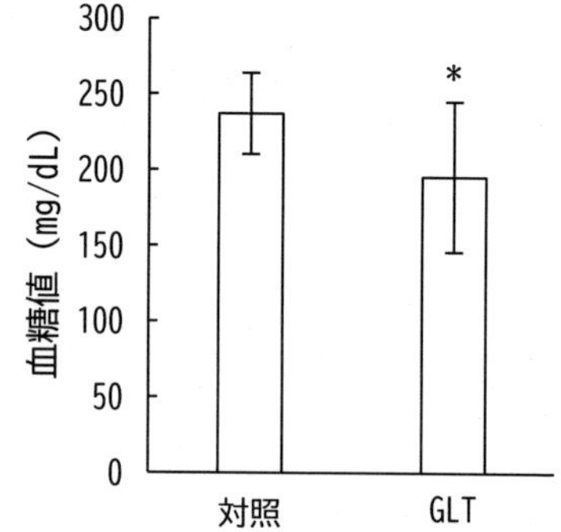

図10-5　ラットにおけるグァバ葉茶の血糖上昇抑制効果

対照は，蒸留水にグルコースを溶解，GLTは，グァバ葉茶にグルコースを溶解した糖液。
血糖値は，1g相当の糖液の経口投与後60分の値である。
「*」は，$p<0.05$で有意を示す。

5）管腔内消化と膜消化

消化酵素は，管腔内に分泌される管腔内消化酵素と，消化管粘膜，とくに小腸吸収上皮細胞の微絨毛に存在する膜消化酵素がありそれぞれの消化方式を，**管腔内消化**および**膜消化**という。とくに膜消化は，小腸管腔に面する刷子縁膜に固定された状態で消化と吸収を同時に行う過程である。

6）消化液の分泌調節

消化液の分泌調節は，消化管への物理的刺激や化学的刺激が基点となって，自律神経やホルモン分泌が関与して行われる。

消化管の働きを調節する自律神経は，消化管に内在する腸管神経系と，外来性の交感神経系および副交感神経系に大別される。一般的に，交感神経系と副交感神経系は拮抗的に作用し，交感神経系は，運動や闘争の場面で，副交感神経系は，リラックスした状態や食事を摂取する場面で活発になる。これをライオンで説明すると，空腹で獲物を捕らえる場面では交感神経系が活発になり，心拍数・心拍出量の増大，筋肉へ活動のためのエネルギー源や酸素を供給するために末梢血管拡張，視覚情報を得るために瞳孔拡大など運動を行うのに適した臨戦態勢に入り，消化管活動は運動の妨げにならないようにするために抑制される。そこで，獲物を確保すると，副交感神経系が活発になることで，心拍数・心拍出量は低下し，落ち着いて消化するために消化管の活動は高まる。

副交感神経系の中の迷走神経は消化管の殆どの活動を支配しており，消化・吸収調節において重要である。例えば，摂取した塊が胃に入る前（食道通過中）に，迷走－迷走神経反射によって，胃体部上部の弛緩がみられる。言い換えると，食道壁の伸展刺激といった物理的刺激が，迷走神経の求心性線維によって中枢へ入力され，そこから迷走神経の遠心性線維に出力されて胃壁弛緩が起こる。さらに，胃酸分泌促進も迷走神経を介して行われる。

消化・吸収機能は，内分泌系によっても調節されており，このときに関わる消化管ホルモンは，表 10-3 に示すようなものがある。

表10-3　消化管粘膜で分泌されるホルモン

ホルモン	分泌場所	作用	分泌刺激
ガストリン	幽門洞，粘膜，小腸粘膜（？）	HCl分泌促進	幽門洞内たんぱく質，ポリペプチド，粘膜伸展，迷走神経刺激
エンテロガストロン	上部小腸粘膜	胃液分泌および胃の運動性抑制	小腸内の脂肪，糖質，酸
セクレチン	上部小腸粘膜	酵素の少ない膵液分泌促進	小腸内ポリペプチド，酸
コレシストキニン－パンクレオザイミン	上部小腸粘膜	酵素の多い膵液分泌促進，胆嚢収縮	小腸内たんぱく質などの分解産物，十二指腸内の脂肪
GIP (gastric inhibitory peptide)	上部小腸粘膜	胃液分泌・胃運動の抑制	上部小腸粘膜内脂肪
VIP (vasoactive intestinal peptide)	胃腸の広い範囲で腺および神経末端	腸液の水および電解質を分泌	
モチリン	上部小腸粘膜	胃の運動促進	十二指腸のアルカリ性内容物

2．吸収機構

消化された栄養素は，吸収細胞によって取り込まれ，さらに毛細血管から肝門脈（糖質，たんぱく質など），あるいはリンパ管から胸管（脂質など）を経て体内各組織へ運搬される。

栄養素が吸収されるためには，吸収細胞の管腔側にある刷子縁膜と，漿膜側の側底膜の 2 種類の幕を通過しなくてはならない。これらの膜を介して物質が輸送されて吸収されるには，**受動輸送**（**単純拡散**および**促進拡散**），**能動輸送**，**エンドサイトーシス**といった様式がある。

受動輸送は，膜によって隔てられた細胞内外の濃度差（濃度勾配）に従って，濃度の高い方から低い方へ物質が拡散していく現象である。この拡散は，水溶性物質は，膜の細孔や水路を経路として通過し，脂溶性のものは，膜の脂質層に溶けながら通過する。この輸送様式ではエネルギーを必要とせず，濃度が高くなれば，輸送速度は直線的に増加するが，濃度勾配に逆らって輸送されることはない。

また，受動輸送には，**単純拡散**と**促進拡散**がある。促進拡散は，イオンを選択的に通す細孔を利用した**イオンチャネル**を介したり，物質の輸送を担う**担体**（**輸送体**）と結合したりすることによって輸送が促進される。そのため，単純拡散に比べてその輸送速度は速くなるが，担体の量によるため，飽和現象がみられる。

能動輸送はエネルギーを使って輸送する様式であることから，促進拡散と比較してもその輸送速度は速く，濃度勾配に逆らって輸送することもできる。また，基質濃度が低いと輸送速度は著しく大きいが，ある濃度以上になると輸送速度が一定となる飽和現象を示す。図 10-6 に単純拡散，促進拡散，能動輸送における基質濃度と輸送速度の関係について示す。

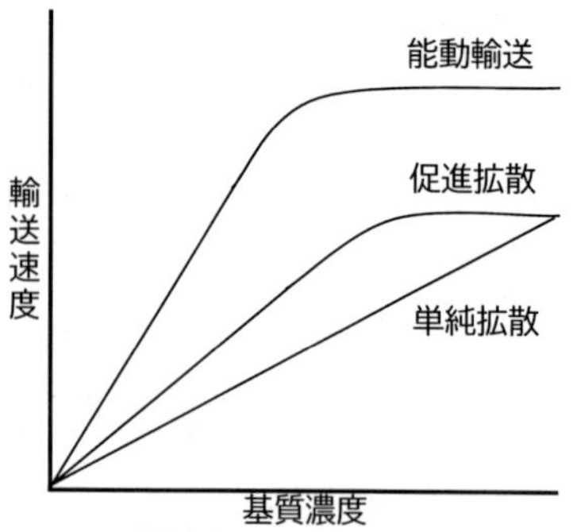

図10-6　基質濃度と輸送速度

なお，能動輸送における**一次性能動輸送**と**二次性能動輸送**があり，担体には，促進拡散を行うものと二次性能動輸送を行うものがある。まず，通常 Na^+は細胞内に比べて細胞外で濃度が高く，K^+はその逆である。そのため，Na^+は細胞内へ流入し，K^+は細胞外へ流出させる方向の駆動力が作用している。この不均衡な分布は，Na^+－K^+交換ポンプといい，その実態は，それぞれのイオンによって活性化される ATP 分解酵素（Na^+，K^+－ATPase）といわれるものである。これは，ATP 分解に伴うエネルギーなどを直接利用する方式であり，一次性能動輸送といわれる。それに対して，二次性能動輸送は，運び上げられた物質の位置エネルギーを利用して，ある物質が下がるのに共役して別の物質を引き上げる滑車のようなシステムである。

この二次性能動輸送の一例として，グルコースの能動輸送が挙げられる。グルコースの能動輸送の場合，滑車の役割を担うものとして，Na^+の駆動力を利用して，Na^+と道連れにグルコースを管腔から細胞内に汲み上げる **Na^+－グルコース共輸送体 1**（Sodium - Glucose contransporter 1：**SGLT1**）がある（図 10-7）。

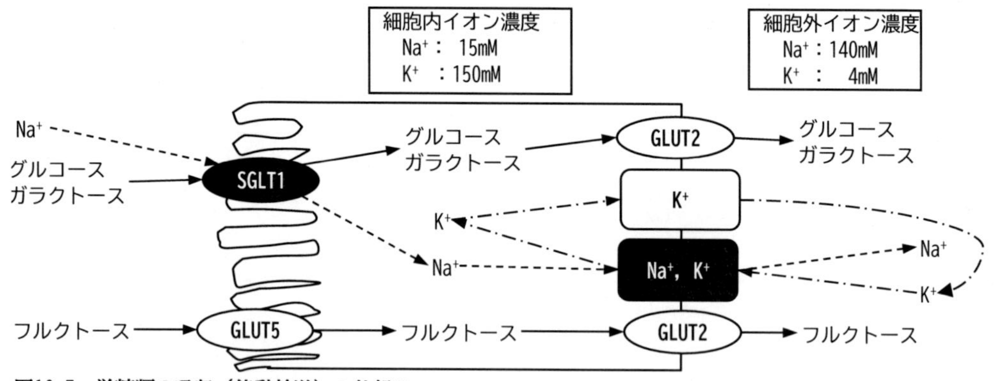

図10-7　単糖類の吸収（能動輸送）の仕組み

グルコースやガラクトースは，SGLT1によってNa^+と共輸送されて細胞内へ入り，細胞内を拡散し，GLUT2（glucose unitransporter 2）といわれる単輸送体によって促進拡散されて細胞外へ出る。
フルクトースは，SGLT1への親和性が低いため，フルクトース特異のGLUT5によって促進拡散される。
二糖類は，SGLT1やGLUT5への親和性が低いため，膜消化によって単糖類に分解される必要がある。

担体には，SGLT1 のように，同時に 2 種類以上の物質輸送を共役的に行うものがあるが，各物質を同方向に輸送する共輸送体と，逆の方向に輸送する対向輸送体（逆輸送体）がある。また，1 種類の物質のみを輸送する担体を単輸送体といい，促進拡散を行う。

エンドサイトーシスは，ダイナミックな形態変化を伴う方式である。細胞膜の一部が陥入し，袋状になった部分に物質が取り込まれた後，その部分がちぎり取られて細胞内へ取り込まれる様式で，細胞性免疫における貪食能と同じである。なお，逆に細胞内にできた小胞が細胞膜と融合して開口し，小胞内の物質が細胞外へ放出される様式を**エキソサイトーシス**という。このエキソサイトーシスは，酵素分泌のほか，脂質吸収（吸収細胞に取り込まれ，リポたんぱく質となった脂質をリンパ管へ送り出す）においても重要である。このエンドサイトーシスとエキソサイトーシスの模式図を，図 10-8 に示す。

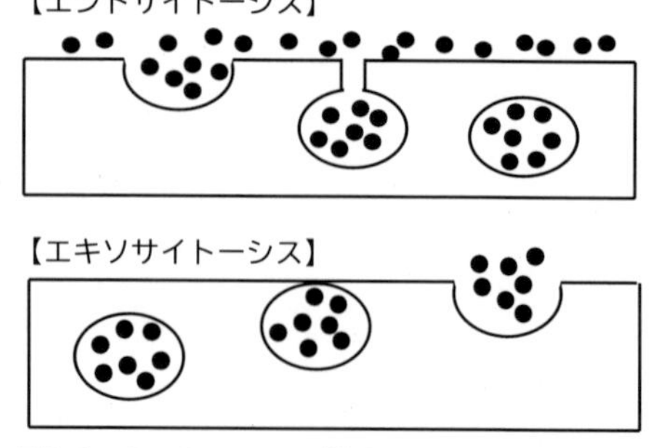

図9-7　サイトーシスの模式図

第 11 章　摂食行動の調節

1．食欲研究

間脳にある視床下部は内分泌系の最上位組織であり，ホメオスタシスに重要な部位である。この視床下部には，体温調節中枢の他，体液の浸透圧を感知する飲水中枢などがあるほか，食欲調節中枢としても考えられている。

食欲調節機序の解明は 1950 年代から始まっているが，その中で，中枢神経系による調節機序として，**視床下部**の関与が明らかになっている。**視床下部腹内側核**（内側野）を破壊すると，過食が引き起こされて肥満を来し，**視床下部外側野**を破壊すると食欲が低下して痩せが生じる（図 11-1）。このことから，視床下部腹内側核（内側野）には**満腹中枢**が，視床下部外側野には**摂食中枢**がある。さらに，食欲はこれらに加えて，弓状核，室傍核に代表される視床下部によって調節されていることも明らかになった。また，摂食行動は末梢からの（代謝調節系）エネルギー情報や大脳皮質連合野，大脳辺縁系からの食物の認知や報酬制による情報によって複雑かつ精巧に調節されている。

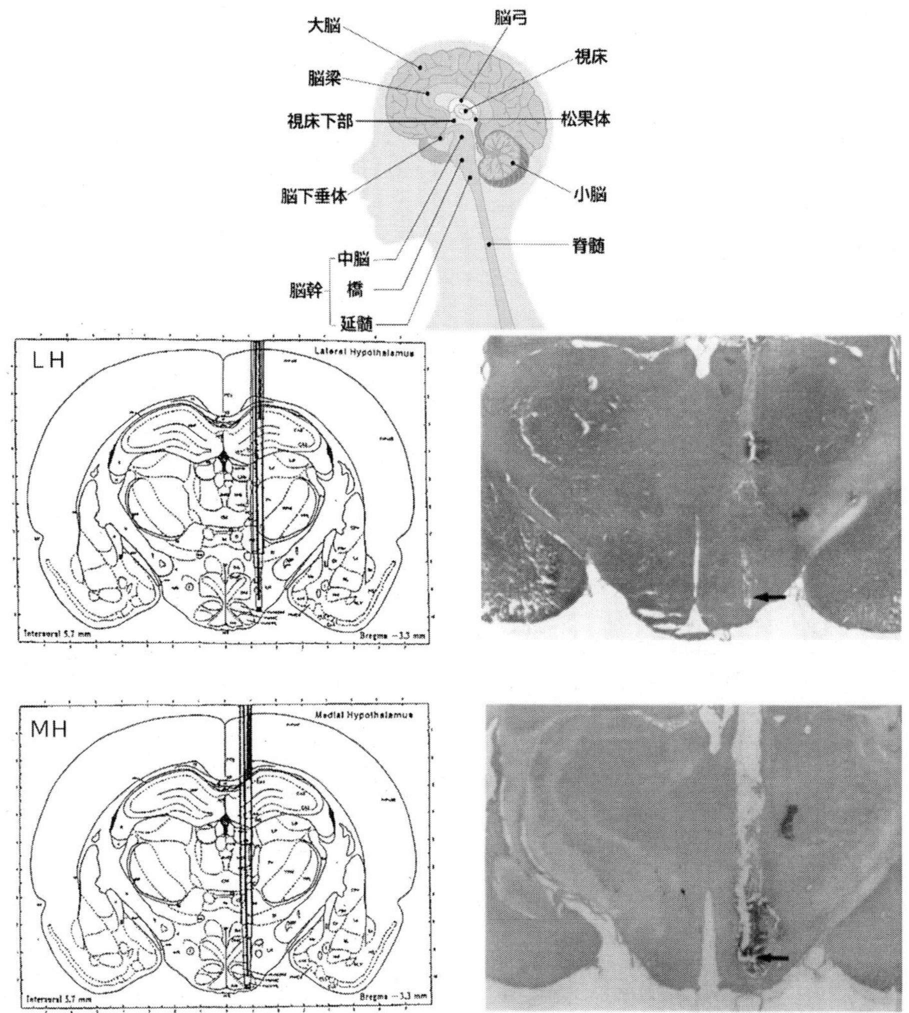

図11-1　ラットの視床下部外側野ならびに内側野の位置
LHは視床下部外側野，MHは視床下部内側野である。

2．定常説

1）糖定常説

J.Mayer によって，**A－V 差**と呼ばれる動脈内と静脈内との血糖濃度の差が食欲調節に関与するという**糖定常説**が打ち出された。動脈血は各組織にエネルギー源としての血糖を輸送するために血糖が組織に取り込まれた後の状態である静脈血に比べて血糖濃度が高く，その変動幅も大きくなる。そのため，動脈血の血糖濃度は静脈血に比べて空腹時で約 10mg/dL，満腹で約 20mg/dL 高値となる。したがって，糖定常説は，A－V 差が大きいと満腹で，A－V 差が小さいと空腹となるが，端的に理解すなら，食後で血糖値が高いときは満腹であり，血糖値が低下しているときは空腹となる（表 11-1）。

この血糖値と食欲調節の連携として，**視床下部腹内側核**に**グルコース受容ニューロン**が存在し，血中と細胞内グルコース濃度に応じて活動が上昇することが分かってきた。腹内側核細胞の約 25%はグルコース受容ニューロンであり，グルコースの結合によってこのニューロンが興奮することで摂食行動が抑制される。実際，図 11-2 に示すように，ラットに頚静脈よりグルコース液投与した結果，視床下部内側野において，後述する食欲抑制性の神経伝達物質である**セロトニン**（5-HT：5-ハイドロキシトリプタミン）の代謝産物である 5-HIAA の量が増加している。

このグルコース受容ニューロンは，視床下部腹内側核の他に，視床下部背内側核，室傍核，延髄の弧束核などにも存在することが知られており，満腹シグナルを発していると考えられている。また，摂食中枢が存在する**視床下部外側野**には，**グルコース感受性ニューロン**が約 30%存在し，血中グルコース濃度の低下によってニューロンが興奮し，食欲が亢進される。

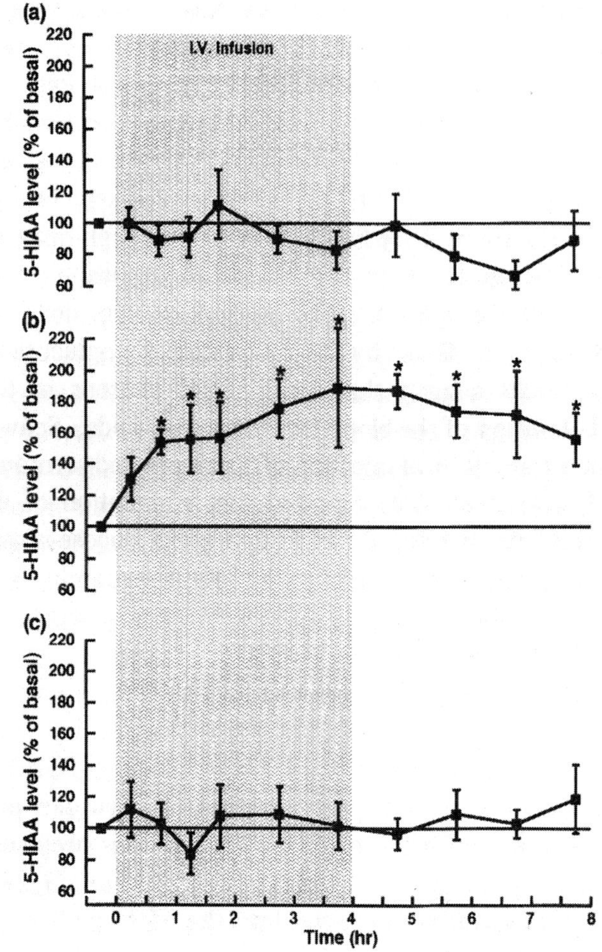

図11-2　視床下部内側野におけるセロトニン代謝産物の変化
ラットを使用して，中心静脈栄養法により，(a) 12%アミノ酸製剤 (n=7)，(b) 12.5%グルコース液 (n=4)，(c) 5%脂肪乳剤 (n=5) を4時間に亘って投与したときの視床下部内側野におけるセロトニン代謝産物（5-HIAA）量の変化を脳内微小透析法を用いて調べた。
(Yamauchi et.al. J Nutr. Sci. Vitaminol, Vol.41(3), 1998)

2）脂肪定常説

G.C.Kennedy によって血中脂肪酸濃度の変化による**脂肪定常説**が提唱された。空腹状態で血糖値が低下すると，脳など原則として血糖のみをエネルギー源として利用している組織のために末梢組織では脂肪の利用が亢進する。そのために，貯蔵脂肪はホルモン感受性リパーゼによって分解され，脂肪酸が血中に放出される。したがって，脂肪定常説では，血中遊離脂肪酸濃度が高いと空腹，低いと満腹となる（表 11-1）。

表11-1　食欲調節における糖定常説と脂肪定常説

	空腹時	満腹時
糖定常説	血糖が低い（A－V差小）	血糖値が高い（A－V差大）
脂肪定常説	遊離脂肪酸濃度が高い（貯蔵脂肪の分解）	遊離脂肪酸濃度が低い（脂肪合成促進）

3．食欲調節因子

1）食欲に影響を及ぼす体内因子

食欲調節は，視床下部の**摂食中枢**と**満腹中枢**によって調節されているが，この調節には多くの因子が複雑に関与（図 11-3）し，さらに生理的，心理的機構によって制御されている。この摂食・満腹の 2 つの中枢は，胃の膨満感や血中グルコース，アミノ酸，遊離脂肪酸などの濃度，大脳皮質からの信号などの他，表 11-2 に示すような様々な調節因子の影響を受けて膵臓，甲状腺，副腎に働きかけ，ホルモン合成と分泌，エネルギーバランスと代謝調節をしている。

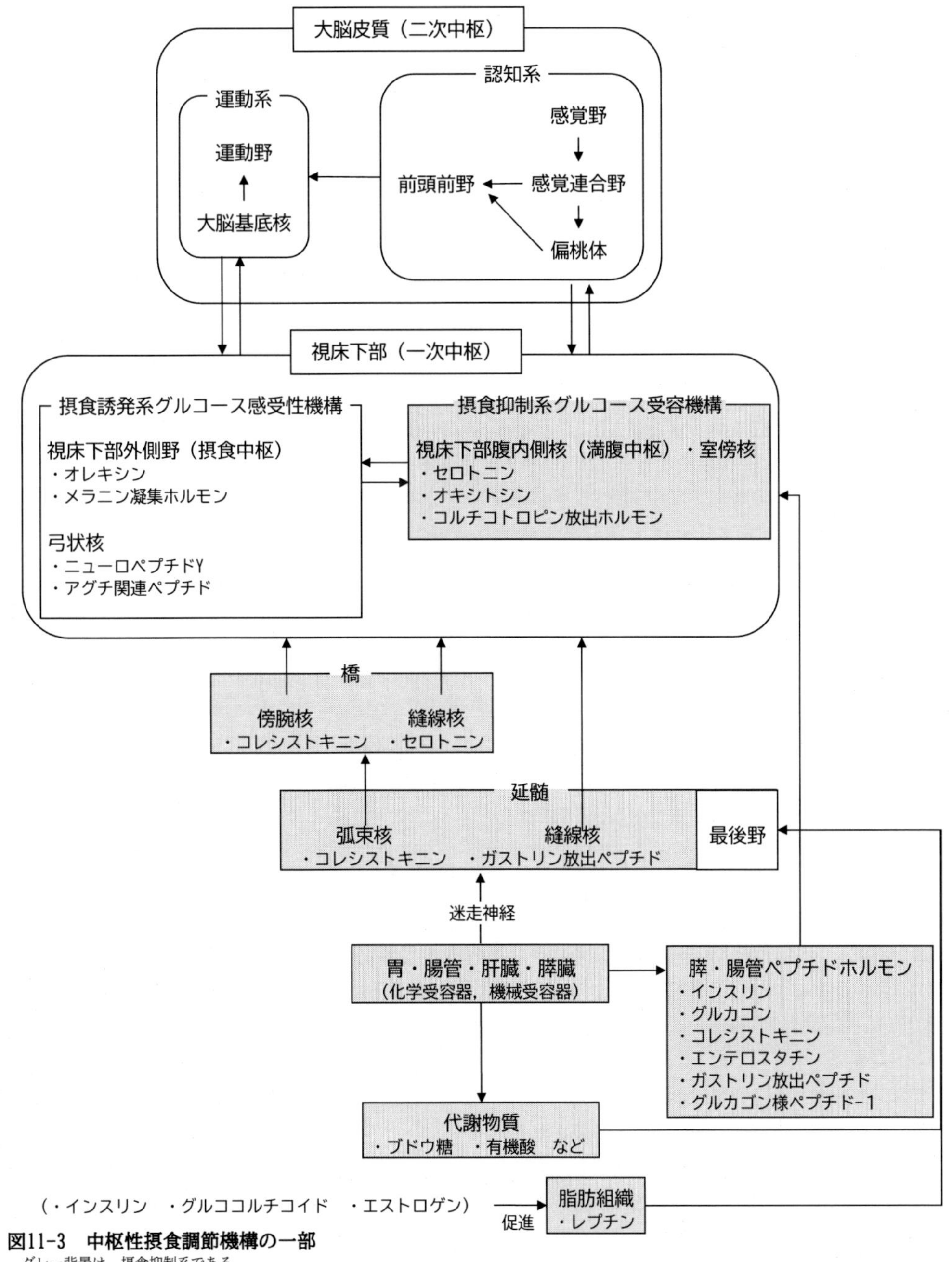

図11-3　中枢性摂食調節機構の一部
グレー背景は，摂食抑制系である。

表11-2　主な食欲調節因子

摂食促進系	摂食抑制系
・ニューロペプチドY（NPY）	・インスリン
・オピオイドペプチド	・エンテロスタチン
・ガラニン	・コルチコトロピン放出ホルモン（CRH）
・成長ホルモン放出ホルモン（GHRH）	・コカイン・アンフェタミン調節ペプチド（CART）
・成長ホルモン（GH）	・メラノコルチン
・プロラクチン	・オキシトシン
・アグチ関連ペプチド（AgRP）	・ニューロテンシン
・メラニン凝集ホルモン（MCH）	・甲状腺ホルモン
・グレリン	・インターロイキン-1（IL-1）
・オレキシン	・インターロイキン-6（IL-6）
・ノルアドレナリン	・インターフェロン
・ドーパミン	・レプチン（obたんぱく）
・γ-アミノ酪酸（GABA）	・セロトニン（5=HT）
・副腎皮質刺激ホルモン放出ホルモン	・ヒスタミン（HA）
・副腎皮質刺激ホルモン	・ガストリン放出ペプチド（GRP）
・副腎皮質ホルモン	・グルカゴン様ペプチド（GLP-1）
・オレキシン	・ペプチドYY
・モチリン	・エストロゲン

2）グレリン

グレリン（モチリン様ペプチドグレリン）は，成長ホルモン（GH）分泌を促進する因子として，胃より見出された。このグレリンは，迷走神経を介して胃から脳へ空腹感を伝達することが明らかになり，新たな脳腸ペプチドとして注目されている。

消化管をはじめとする末梢組織は，満腹感を構成すると考えられてきたが，グレリンは中枢投与の他に静脈内や腹腔内といった末梢投与で，食欲を亢進し，エネルギー消費の抑制や体重増加作用を発現する。

3）レプチン

1994 年にフリードマンらによって，肥満マウスの実験で発見された**肥満遺伝子**（**ob 遺伝子**：obese gene）が同定されこの肥満モデル動物は，**ob たんぱく**，すなわち**レプチン**の欠陥によって肥満を呈することが証明された。

レプチンは，主に脂肪細胞で産生され，体脂肪量に応じて血中に放出されるホルモンであり，脳内視床下部に作用し，食欲抑制及びエネルギー消費の亢進をもたらし，体脂肪量を減少させる。

摂食後に放出される消化管ホルモンは，このレプチンの作用によって相乗的もしくは拮抗的に作用する。十二指腸上部に分泌され，胆汁分泌ならびに消化酵素に富む膵液分泌を促すコレシストキニン（CKK），下部消化管から放出されるペプチドYY，グルカゴン様ペプチドI（GLP-I）や，膵臓から放出される膵ポリペプチデ（PP）などはレプチンと協同して食欲を抑制し，エネルギー消費を亢進させて，体脂肪量を減少させる。このほかに胃や消化管の拡張刺激も満腹感の形成に重要な影響を及ぼす。

4）セロトニン

19 世紀の中頃には，すでに血清中に血管平滑筋を収縮させる物質の存在が知られており，20 世紀になって Rapport らによって，高血圧因子として分離され，**セロトニン**と名付けられた。これが，現在の 5-HT（5-Hydroxytryptamine）である。その後，セロトニンは脳内神経細胞内にも存在することが判明し，脳内の神経伝達物質であると位置づけられた。

セロトニンは，哺乳類では大半が末梢組織で生合成されるが血液脳関門を通過できないことから，脳内セロトニン量は，血中セロトニン量の影響を受けない。したがって，脳内セロトニンは，血液脳関門を通過した必須アミノ酸であるトリプトファンから脳内で合成される。

脳内トリプトファン量は日内リズムを示し，脳内セロトニンの合成に影響を与えることから，脳内セロトニンは，松果体におけるメラトニンとともに，日内リズムの形成にも関与していると考えられているほか，その後の研究により，摂食行動の調節にも関与していることが明らかになっている。また，鬱状態やアルツハイマー型認知症，群れの生活に適応できないサルなどでは，脳内セロトニン量が減少することなどもいわれている。

摂食行動に関しては，脳室内へのトリプトファン投与の実験などから，食欲抑制因子として推定されたことを初めとして，その後，すでに図 11-2 で示したように，血糖値の上昇によって満腹中枢のある視床下部内側野でのセロトニン分泌の増加の可能性を示す報告や，図 11-4 に示すように，視床下部内側野へのセロトニンの直接投与によって，とくに糖質摂取が抑制されることも明らかになっている。

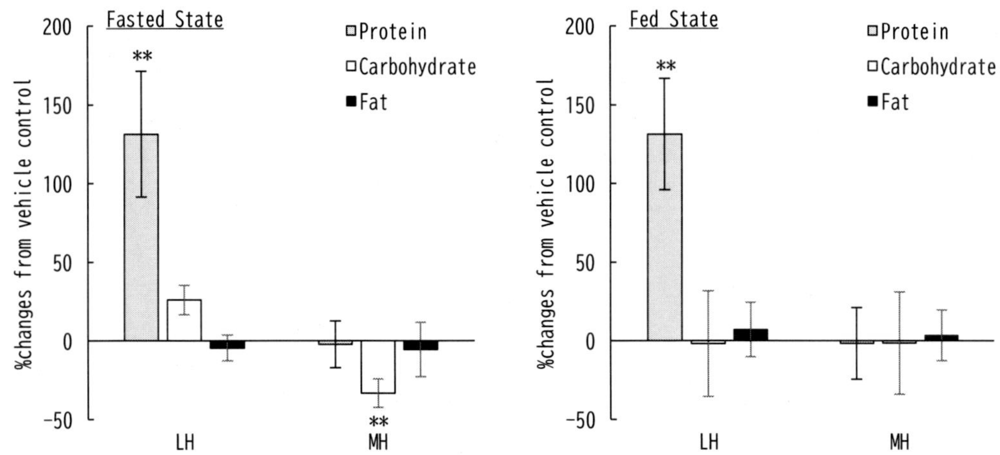

図11-4　ラット脳内（視床下部）へのセロトニン投与による栄養素別摂取量変化の比較

ラットの視床下部外側野（LH）あるいは視床下部内側野（MH）に2.5 nmolのセロトニンを12時間絶食後あるいは2時間の20%カゼイン食摂取後に微小投与した。
セロトニン投与後に，たんぱく質（カゼイン），炭水化物（αスターチ＋シュクロース）あるいは脂肪（ラード）のいずれかを与え，2時間での摂取量を測定した。なお，摂取量は，脳内各部位への生理的食塩水投与時の摂取量に対する%で比較した。
その結果，満腹中枢のある視床下部内側やへのセロトニン投与は，空腹状態（Fasted State）であるにも関わらず糖質の摂取量が抑制されたことから，満腹中枢におけるセロトニン神経系は，糖質摂取抑制に作用することが示唆された。なお，興味深いことに摂食中枢のある視床下部外側屋へのセロトニン投与は，満腹状態（Fed State）であるにもかかわらずたんぱく質摂取量が空腹状態の時とほぼ同じであった。

このセロトニンのレセプターには，いくつかのサブタイプがある。図 11-5 は，視床下部内側野へ，大まかなセロトニンレセプターに対するアゴニストを投与したときの糖質摂取量の変化を示したものである。この実験では，ラットを用いて，1－(3－chlorophenyl) piperazine (m－CPP, 5-HT_1 アゴニスト)，(±)－2, 5－dimethoxy－4－indoamphetamine hydrochliride ((±)－DOI, 5-HT_2 アゴニスト)，あるいは 2－methylserotonin maleate (2－methyl－5-HT, 5-HT_3 アゴニスト）を投与し，糖質の摂取量を比較した。その結果，5-HT_2 レセプターアゴニストを投与したとき，空腹状態であるにもかかわらず糖質の摂取量が顕著に抑制されている。とくに，5-HT_2 レセプターの中でも，5-HT_{2C} レセプターは，弓状核に強く発現しており，セロトニン系食欲抑制剤であるフェンフルラミンやシブトラミン，アンフェタミンなどの食欲抑制作用に関わっているとされている。

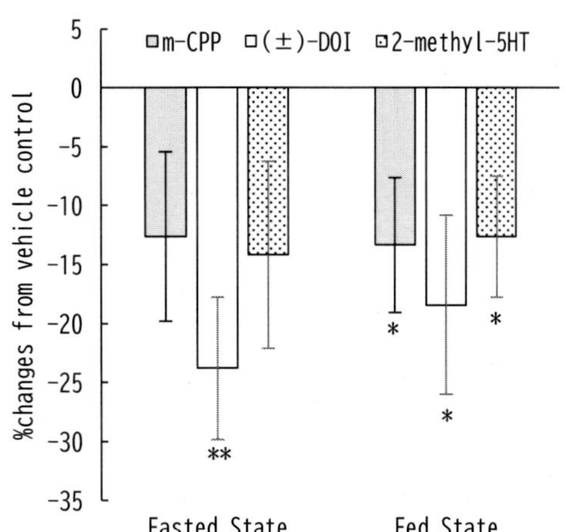

図11-5　ラット視床下部内側野へのセロトニンアゴニスト投与による糖質摂取量の変化

ラットの視床下部内側野（MH）にm-CPP（5-HT_1アゴニスト），(±)-DOI（5-HT_2アゴニスト）あるいは2-methyl-5-HT（5-HT_3アゴニスト）を12時間絶食後（Fasted State）あるいは2時間の20%カゼイン食摂取後（Fed State）に微小投与した。
セロトニンアゴニスト投与後に，炭水化物（αスターチ＋シュクロース）を与え，2時間での摂取量を測定した。摂取量は，脳内各部位への生理的食塩水投与時の摂取量に対する%で比較した。
その結果，満腹中枢におけるセロトニンによる糖質摂取翌債作用は5-HT_2レセプターを介する可能性が高いことが示唆された。

5）ヒスタミン

ヒスチジンから脱炭酸酵素によって合成される**ヒスタミン**は，末梢組織においては炎症反応に関与することで知られているが，神経伝達物質としても作用する。近年，神経ヒスタミンが食欲抑制性に作用し，レプチンの下流で摂食抑制や体脂肪減少，エネルギー消費亢進などに関わっていることが明らかになってきている。

ヒスタミンのレセプターについて，従来からの抗ヒスタミン薬（ジフェニルヒドラミンやメピラミンなど）によってブロックされるレセプターを H_1，胃酸分泌のようにそれらによってはブロックされず，メチアミドやシメチジンによってブロックされるものを H_2 という。このヒスタミンレセプターのうち，食欲抑制作用に対しては，H_1 レセプターが関与していると推測されている。

臨床栄養への接続

★体重のセットポイント説とレプチン

体には，いくつかのセットポイント機能があるとされる。その代表的なものとして体温がある。たとえば，体温を一定に保つためのセットポイントでは，基礎体温（セットポイント）よりも体温が上昇すると，発汗，血管拡張による熱放散促進，エネルギー産生低下などによって体温を下げる方向に反応し，逆に基礎体温よりも体温が低下するとエネルギー産生上昇，血管収縮による熱保持などで体温を上昇させる。

体重についてもセットポイントがあり，成長が終了した成人においては，ある程度長い期間でセットポイントが形成され，その体重を参考として維持するように代謝が調節されると考えられている。つまり，体重（体脂肪）が増加すると元の体重に減少させようという反応が強くなるが，逆に体重が減少してセットポイントとの差が開くと，次第に体重を増加させて元の体重に戻そうという反応が強くなるという考えである（参考図 1 左）。

このゼットポイントの設定は，ある程度長い期間で形成されるため急激な体重変化には対応しないという特徴に加えて，長い人間の歴史から体重減少（飢餓による死）を避けるためにセットポイントは上げるよりも下げる方が困難という特徴が考えられており，そのため食料が豊富な先進諸国においては急激なダイエットによって元の体重に跳ね返るリバウンド現象の発生要因と考えられている（参考図 1 右）。

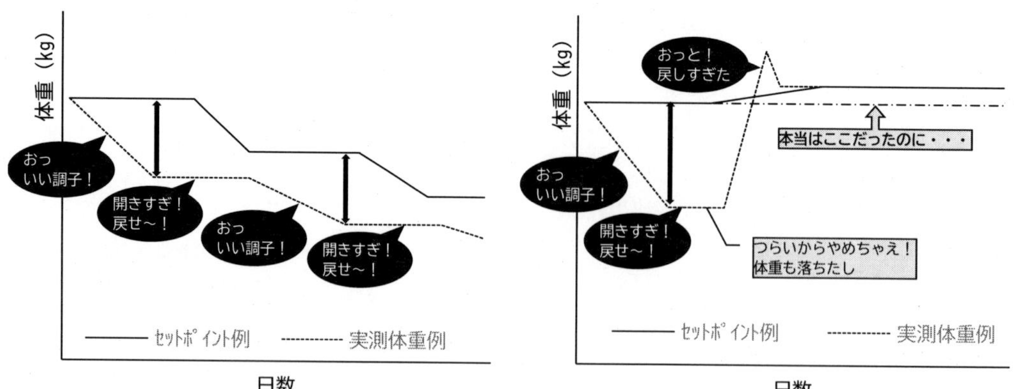

参考図　体重のセットポイントの変化とリバウンド発生のイメージ

このリバウンドとは逆に，増加した時の体重からセットポイントに戻すときに脂肪組織から分泌されるレプチンも関与する。参考図 2 の左二人の間のように，脂肪組織が増加して体重が増加すると分泌されるレプチン量は体重増加前に比べて増加する。血中へ分泌されたレプチンは，視床下部に作用して接触を抑制するとともにエネルギー消費を亢進して余分なエネルギーの蓄積を防ぎ，体重の減少に導く。しかし，ある限度を超えて体脂肪が蓄積した肥満者では，レプチンが分泌されても効果が低下したレプチン抵抗性の状態となる（参考図 2 最右）。この状態では視床下部にレプチンが作用することができず食欲が促進されることに加えてエネルギー消費も低下して糖尿病などの生活習慣病を発症する。

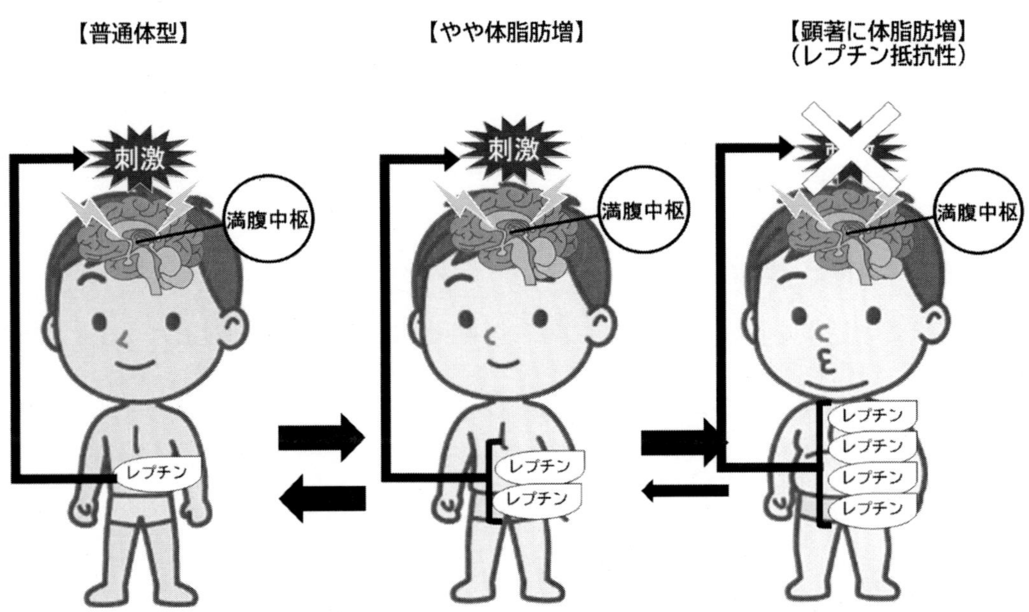
【普通体型】
【やや体脂肪増】
【顕著に体脂肪増】
（レプチン抵抗性）
刺激
刺激
満腹中枢
満腹中枢
満腹中枢
レプチン
レプチン
レプチン
レプチン
レプチン
レプチン
レプチン
体脂肪が増加するとレプチン分泌量増によって摂食量が減少して次第に体脂肪量が元に戻る。
体脂肪量の増加が限度を超えると，レプチン抵抗性が高まってレプチンが効かなくなり，摂食量が抑えきれなくなる。

参考図2　レプチンの作用とレプチン抵抗性

第 12 章　分子栄養学

1．分子栄養学とは

生体は物質で構成されており，この物質を摂取・吸収・利用して生命を維持している。栄養学は，この物質を栄養素の単位で捉え，生命維持のための食を科学してきた。しかし，近年の科学の技術の進歩と発展によって，生体全体としてからより小さな単位で声明を研究することが可能となった。とくに生物学においては細胞以下のサイズである分子や遺伝子レベルでの研究が進んだ。これを分子生物学という。

この分子生物学の中に分子遺伝学や分子生理学と言われる分野があり，前者では遺伝情報の伝達，たんぱく質合成と調節などの研究，後者では酵素作用や代謝などの機構が研究されている。このような研究の進展を受けて，従来栄養素として摂取するための食品学やそれらの体内代謝である生化学に加えて，その物質が体内で働く遺伝子との関連や，栄養素×遺伝子と関連する疾患とその予防のための医学を大きくまとめた分子栄養学が形成されてきた。

2．遺伝子形質と栄養

遺伝子の数は約 30,000 個とされているが，遺伝子の染色体における位置はすべてのヒトにおいて共通である。この遺伝子の塩基配列は，ヒトでは 99.9%が一致しているが，残り 0.1%の違いが遺伝的要因になる。この遺伝的要因には，生活環境や摂取する食物などが深くかかわり，生体内で様々な反応を起こす一因になっている。

1）栄養素に対する個人応答差と遺伝

従来は，摂取した食物の栄養素に対する反応の個人差は，体質であると理解されていた。しかし，一卵性双生児と二卵性双生児で兄弟ともに肥満しているのはどちらが多いかの比較検討がある。この研究は，一卵性双生児は 1 個の受精卵が 2 つに分かれて生まれるため同一の遺伝情報を持ち，それぞれの身体的特徴や心的特性は，遺伝的要因よりも環境的要因によるものだと考えられ，双生児を対象に人間の身体的特徴や心的特性に対する遺伝的要因と環境的要因の影響を調べる「**双生児法**」といわれるものである。この一卵性双生児二人の遺伝情報が共通であるという仮説に基づいて肥満の要因が遺伝であると仮定すれば，一卵性双生児の兄弟の片方が肥満していれば，他方も肥満している可能性が高いことになる。この研究から，太りやすい・太りにくいの原因の 40～70%までに何らかの遺伝的因子が関与していることが実証された。このように，栄養素の要求量などの応答性を制御する遺伝子の存在が明らかになってきており，その体質の多くが個人の遺伝子塩基配列（**ゲノム**）の違いによるものではないかと考えられた。ただし，“太りやすい・太りにくいの原因の 40～70%までに何らかの遺伝的因子”が関与するということは，逆に“太りやすい・太りにくいの原因の 30～60%までに何らかの環境的因子”が関与しているということに注意が必要である。

なお，2021 年 1 月に一卵性双生児で遺伝子情報がまったく同一とはいえないことの裏付けが報告されている。この報告では，初期発生段階で発現した突然変異は平均 5.2 個であり，この変異によって一卵性双生児は異なる遺伝情報を持ち，一卵性双生児の 10.2%では 100 個以上の変異があり，同一であったのは 9.9%であったとされている。さらに，一卵性双生児の約 15%では，初期発生段階で発現した突然変異が一方の双子に顕著に多くみられ他方にはみられなかったことも報告している。そのため，肥満と遺伝子の関係の正確な確率の取り扱いについては注意が必要であるが，少なくとも一卵性双生児以外の場合に比べると遺伝情報の一致率は顕著に高いことを考慮すると，太りやすい・太りにくいの原因に遺伝子が関与する割合は高いことは否定されるものではない。

2）遺伝子多型と生活習慣病

遺伝子の変異には，その変異によって遺伝子産物の機能の大部分が失われるようなものから，極軽度の機能低下にとどまるものまで様々である。遺伝子産物の機能を大きく損なうものではない変異のうち，血縁関係のない集団内で 1%以上の頻度で存在する変異であり，個々人によって違う塩基配列（ゲノム配列）を総称して**遺伝子多型**という突然変異（**遺伝子異常**）とは区別している（図 12-1）。

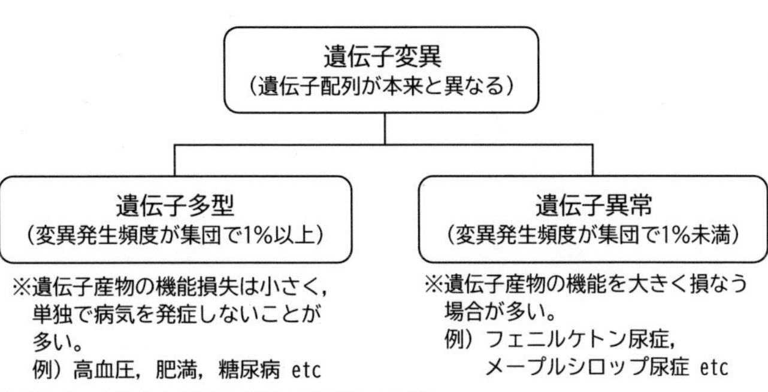

図12-1　遺伝子多型と遺伝子異常の区別

この遺伝子多型のうち，ひとつの塩基が他の塩基に置き換わっているものを**一塩基多型**（single nucleotide polymorphism：**SNP**）という（図 12-2）。また，2 つ以上の塩基の繰り返しからなる配列が人の染色体上に散在しているが，２から４塩基程度の繰り返しを**マイクロサテライトマーカー**という。マイクロサテライトマーカーの繰り返し回数に多型が見られるものを **STRP**（short tandem repeat polymorphism）という。

肥満，糖尿病，脂質異常症，高血圧，がん，虚血性心疾患などの生活習慣病の発症には，生活習慣はもちろんのこと，こういった疾患に罹患しやすい体質というように，遺伝的素因も深くかかわっているとされている。例えば，一定の食事を摂取した場合，個々人で消化吸収能力も異なるほか，血糖値の変化に対する反応や血清脂質の変化に対応する反応が異なっており，それを遺伝素因（個人差）として捉えている。なお，単一の遺伝子が生活習慣病を発症する例は少なく，多数の遺伝子変異が複雑に作用し，そこに食習慣や運動習慣などの生活習慣要因が作用することで，生活習慣病の発症に至るとされる。

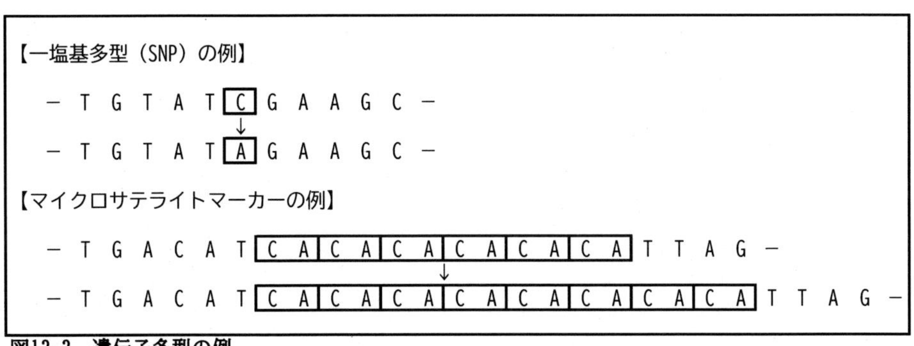

図12-2　遺伝子多型の例

マイクロサテライトマーカーのような反復的塩基配列の代表例として**テロメア**がある。ゲノム（染色体）DNA は二本鎖からなる二重らせん構造をしており，らせんの骨格部分はリン酸と糖から成っている。この 2 本のらせん部分の内側では，アデニン(A)，グアニン(G)，シトシン(C)，チミン(T)と呼ばれる塩基が向かい合い，A と T，C と G が結合して塩基対を作っている。この染色体の末端にあるのがテロメア DNA であり，染色体末端を保護する役目をもつ。

テロメアは特徴的な繰り返し配列をもつ DNA と，様々なタンパク質からなる構造である（図 12-3）。ヒトの場合，テロメア DNA は各染色体の末端に 5’-(TTAGGG)n-3’ という 6 塩基の繰り返し配列であり，およそ 1 万塩基対存在している。また 3’（テロメア配列の場合，G が並んだ配列が主体であることから G 鎖ともいう）末端では 100 塩基ほど突出（オーバーハング）して一本鎖になっている。

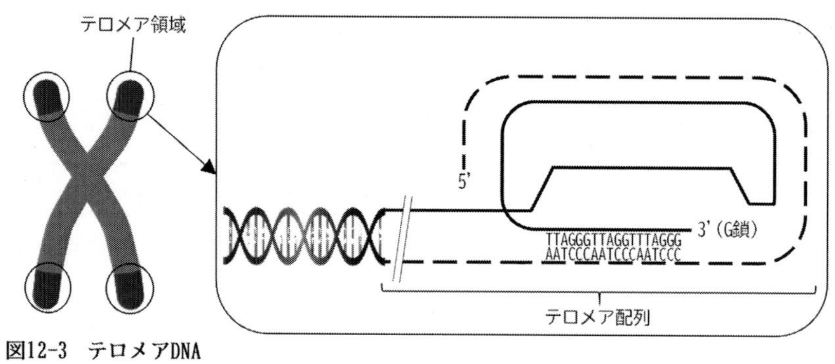

図12-3　テロメアDNA

DNA は 5' 末端から 3' 末端に向かって複製される。したがって，鋳型 DNA の片方は DNA 二重鎖がほどけると同時に複製されるが，もう片方は何度も DNA ポリメラーゼ（DNA 鎖を複製して延長させる酵素）が働くこととなり，どうしても複製できない部分が残る。それを補うために無意味な繰り返し配列であるテロメアがある。

娘細胞（分裂によって発生した細胞）のテロメアの多くは，逆転写酵素様活性をもつ特殊な酵素である**テロメラーゼ**によって合成・延長される。テロメア領域の消失は染色体自身の不安定化をもたらすことから，テロメアが細胞の増殖や制御に重要な役割を果たしていると考えられている。一方，ヒトなどの体細胞では老化とともにテロメアが短くなる。そして，テロメアが一定の長さ以下になると細胞は分裂を停止してしまう。このためテロメアは，「分裂時計」あるいは「細胞分裂数の回数券」ともいわれている。しかし，悪性の腫瘍細胞では正常な体細胞では発現していないテロメラーゼ活性が再発現することが多いと指摘されている。そこで，テロメラーゼ活性がガン診断やガン治療の重要な手がかりになると考えられる。

なお，テロメア短縮の進行には周りの環境も影響する。例えば，過剰栄養が高コレステロールなどを起こし寿命を縮めることは知られているが，細胞分裂も短時間に起こるために，テロメアに関してもその短縮が早まることが確認されている。また，細胞のがん化や老化を進行させる外因である活性酸素の関与も指摘されている。高酸素下で細胞を培養すると，テロメア DNA は 5 千塩基対程度にまで急速に短縮し細胞は増殖停止する。ヒトのテロメア DNA では TRF1，TRF2，RAP1，TIN2，TPP1，POT1 の 6 つの因子からなるシェルタリンと呼ばれるタンパク質複合体が結合し，末端の保護やテロメラーゼの誘導に機能することが明らかとなっている（図 12-4）が，とくにテロメア DNA がもつグアニンは酸化による変異を受けやすく，変異すると TRF2 の結合が低下する結果，テロメアのループ構造を作ることができなくなり細胞は増殖を停止するほか，こうした変異によって細胞死も促進されることが報告されている。

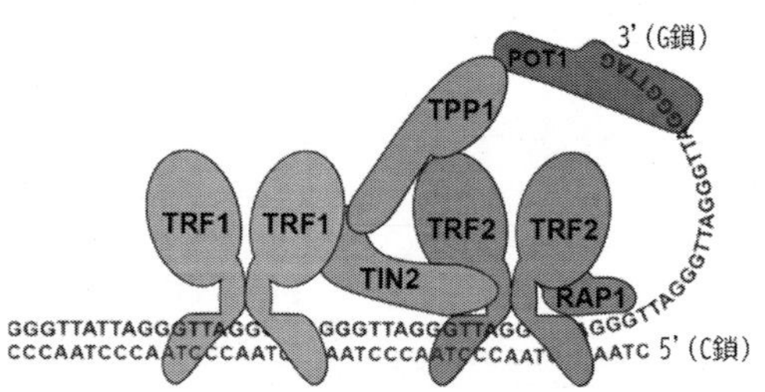

図12-4　テロメアループの形成とたんぱく複合体

3）節約（倹約遺伝子）遺伝子

J.V. Neel が 1962 年に仮説的遺伝子として**節約遺伝子**（**倹約遺伝子**）を提唱した。

これは，かつて食糧不足や飢饉の時代には，過剰なエネルギーを効率よく脂肪に蓄えることのできる人が生存に有利であったことから，そのようなエネルギー倹約遺伝子を有する人が選択的に生き延びてきたが，食物供給が安定している現代では不利に働いて，過剰エネルギーの摂取によって太りやすい体質の人が多くなり，肥満者が増えているという仮説を説明するものである（図 12-5）。また，日本人では欧米人に比べて肥満は少ない一方で，糖尿病に罹患しやすい原因とも考えられている。

倹約遺伝子として考えられているものとして，エネルギー代謝を調節するアドレナリンの作用を伝達する**β3－アドレナリン受容体**や**ペルオキシソーム増幅剤応答性受容体 γ**（PPAR-γ）などがあり，また，ほかにもレプチン，アディポネクチン（脂肪細胞から分泌されるアディポサイトカインの 1 つであり，アディポネクチンの血中濃度は，肥満者や男性では低く，減量によって増加することが知られている），ミトコンドリア電子伝達系に作用して熱産生を起こす**脱共役因子－1**（**UCP-1**）遺伝子などの多型などがあり，これまでに 40 以上の遺伝子が報告されている。

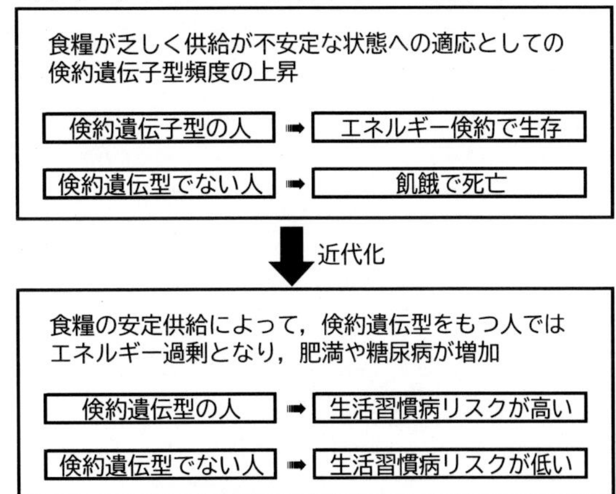

図12-5　Neelの倹約遺伝子型仮説の概念

4）栄養指標としての遺伝子型

遺伝子多型は体質を規定する。遺伝子解析の進歩によって，こういった遺伝因子を考慮して治療法を選択することをオーダーメイド医療とよび，個人の体質に合った効率の良い，しかも副作用のない治療法として様々な分野で研究がすすめられている。これは，栄養学の分野でも同様である。栄養素の消化吸収や代謝に関係のある遺伝子の多型を総合的に評価し，関係のある遺伝子型の違い，すなわち体質差に応じてオーダーメイドで栄養教育を行うことの現実性が高まっている。

栄養学の分野で，食品成分・栄養素の作用，栄養・代謝状態を個人の遺伝子型と関連付けた研究がおこなわれており，現在までに肥満関連遺伝子として 40 種類以上，糖尿病関連遺伝子として 20 種類以上が発見されている。

例えば，肥満遺伝子として検査が行われる遺伝子には，β3AR（β3 アドレナリン受容体遺伝子：節約遺伝子ともいわれる），UCP1 遺伝子（脱共役遺伝子），β2AR（β2 アドレナリン受容体遺伝子）などがある（表 12-1）。

表12-1　肥満予防・改善のオーダーメイド栄養教育に貢献が期待される遺伝子

遺伝子	変異時の代謝変化
β3アドレナリン受容体遺伝子 （β3AR）	節約遺伝子ともいわれ，脂肪分解や燃焼に関わり，肥満を防ぐ役割の遺伝子。変異があると，基礎代謝量が200 kcal/日低下するとされる。
脱共役遺伝子 （UCP1）	直接，脂肪燃焼による熱産生に関わる脱共役たんぱく質の機能に関与し，変異があると基礎代謝量が100 kcal/日低下するとされる。
ペルオキシソーム増殖剤活性化受容体遺伝子 （PPARγ）	核内受容体として機能する転写調節因子であり，脂肪細胞の分化誘導や肥大化を促進し，肥満や糖尿病を誘発する。
β2アドレナリン受容体遺伝子 （β2AR）	脂肪分解を促進し，脂肪蓄積を抑制する。この遺伝子の変異の場合は，上記2遺伝子とは逆に基礎代謝量が200 kcal/日程度増加し，太りにくい体質になるとされる。

3．後天的遺伝子変異と食品成分

後天的遺伝子変異とは，生まれ持った遺伝子の変異とは異なり，各種の汚染物質などの環境要因のような後天的な要因によって引き起こされる遺伝子の変異のことである。この代表的な疾患例は，がんである。

1）がん発生の多段階説

細胞ががん化するまでにはいくつかの段階がある（図 12-6）。まず，第 1 段階を **“イニシエーション”** という。この段階では，発がん物質を含む発がん因子（**イニシエーター**）が作用し，正常細胞の遺伝子が損傷を受けて変異した遺伝子を持った細胞（前がん細胞）を発生させる。なお，イニシエーターとしては，さまざまな化学物質，放射線，紫外線，がんウイルスのほか，**活性酸素**（**フリーラジカル**）などがある。とくに，多くの場合，イニシエーターが酸化されることでその力が増強されることから，活性酸素が問題となり，それを防ぐためには，ビタミン C やビタミン A，リコピン，カテキン，ビタミン E などの抗酸化物質が良いとされている。

第 2 段階は，**“プロモーション”** という。この段階は，イニシエーションを起こした細胞が，優先的もしくは選択的に増殖していく過程，すなわち前がん細胞に作用することで，がん細胞となり，腫瘍化していく過程である。このときに，プロモーションを起こさせる因子を**プロモーター**という。

プロモーターとなる因子としては，サッカリン，ホルモン，ポリ塩化ビフェニル（PCB）などのように，多くの発がん物質がイニシエーターであると同時にプロモーターとしても作用しているが，イニシエーションを受けていない細胞にはプロモーション効果はない。

さらに，加齢や体力低下，ストレスなどの関与も示唆されている。身体の中で，遺伝子の変異自体は頻繁に起きている。しかし，身体の防衛機構によって，ほとんどが細胞内で修復されたり，細胞の持つ自殺遺伝子によって**アポトーシス**と呼ばれる細胞死が起きてがん細胞を消滅させたりする。また，がん化した異常細胞も細胞性免疫の一つである**ナチュラルキラー細胞（NK 細胞）**によって処分されている。しかし，ストレスや加齢によって免疫能や細胞自身の働きが低下するため，これらの防御システムをすり抜けて生き延びるがん細胞が出現してくる。

さらに，第 3 段階として **“プログレッション”** とよばれる段階を分離することがある。この段階は，がん細胞の悪性化が強まったり，他の臓器に転移するようになったりする段階である。

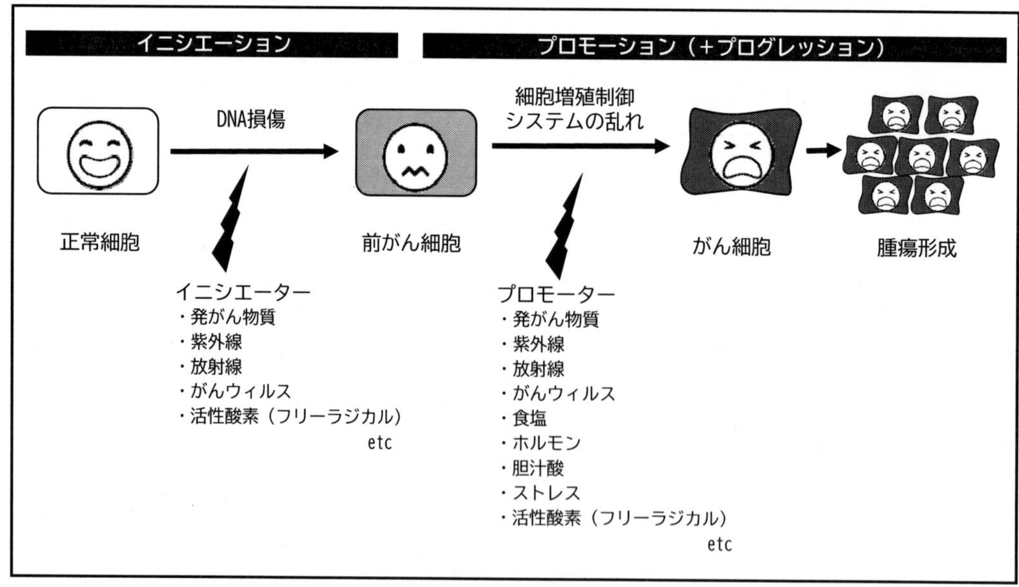

図12-6　発がんの多段階説のイメージ

2）がん発生の多段階説

がん細胞が出現したとき，生体は様々な機構でがん細胞を破壊するが，食品成分でもがん細胞の分裂・増殖を防ぎ，がん予防につながることが期待されているものがある。

コーン油やベニバナ油などに含まれている n-6 系脂肪酸は，細胞分裂を促すが，魚油に多く含まれる n-3 系脂肪酸は，細胞からの有害な脂肪酸を排除することによって，がん細胞の増殖を防ぐと期待されている。また，がん細胞は NK 細胞によって破壊される。がん治療で近年期待されている免疫療法は，この NK 細胞の増強であるが，緑黄色野菜や豆類，乳製品の摂取とナチュラルキラー細胞の活性との間に相関があるとの報告がある。

さらに，女性ホルモンであるエストロゲンは，乳房の細胞成長を促すが，大豆イソフラボンは，植物性女性ホルモン様物質であり，更年期障害や 2 型糖尿病の改善に効果があるといわれ，また骨粗鬆症に対しては特定保健用食品として「骨の健康維持に役立つ」という表示が許可されたものがある。しかし，エストロゲン様の活性を持つがゆえ，乳癌や子宮体癌などのリスクを増すとも減らすとも考えられているが，厚生労働省研究班の 2008 年の報告では，432 人の保存血液から血中イソフラボン濃度を測定し乳がんのリスクとの関連を分析したところ，欧米人より高いイソフラボン濃度での検討だったが通常の食事の範囲では心配はいらないと考えられたとしている。

また，米ヴァンダービルト大学による中国での乳がん手術患者を対象とした大豆食品の摂取と生存率の調査では，摂食量が多いほど死亡率・再発率は低下し摂食量と死亡・再発率は有意の逆相関関係にある事が示唆されている。但し，有意な逆相関を得た患者群の摂食量は平均的な日本人の 3 倍程度である。

がん発生のメカニズムにおいて，とくに発がん物質や紫外線などに起因する活性酸素などフリーラジカルによる DNA の酸化傷害（酸化ストレス）が強く関与している（図 12-7）。このフリーラジカルは，過酸化脂質を生成し，DNA の酸化傷害だけでなく，細胞の老化や動脈硬化の発症にも関与していると考えられている。生体内では，スーパーオキシドジスムターゼ（SOD）やグルタチオンペルオキシターゼなどの抗酸化酵素が，活性酸素やフリーラジカルを不活性化し，細胞の損傷を予防している。したがって，酸化反応を抑制することは，生活習慣病予防・発症遅延に効果があると考えられる。なお，この生体成分の酸化抑制に効果が期待されている食品成分は，表 12-2 のとおりである。

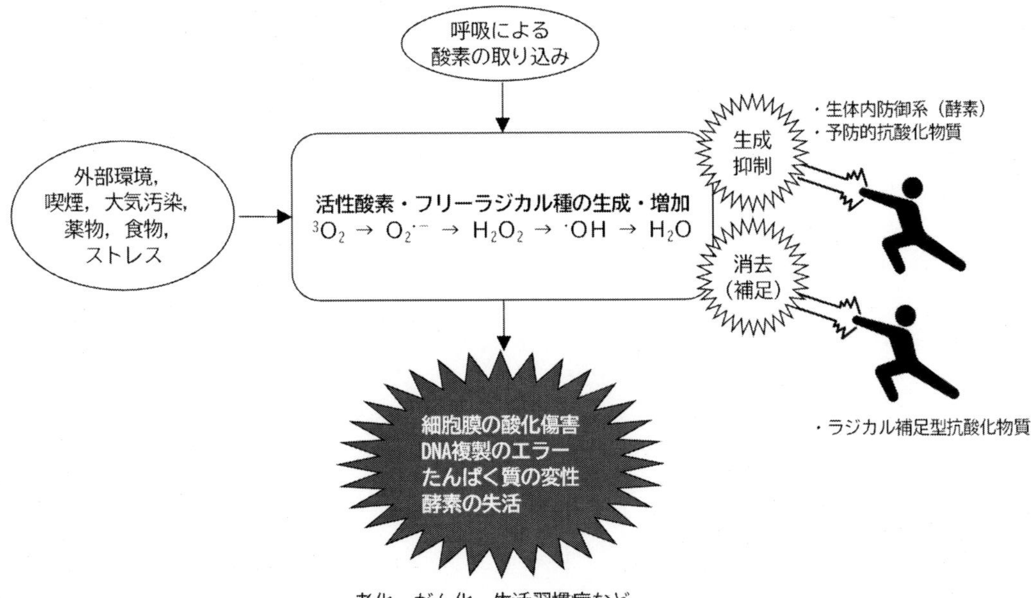

図12-7　活性酸素・フリーラジカル生成と酸化ストレスによる生体障害

表12-2　食品中の抗酸化物質

食品中の抗酸化物質		主な食品
ビタミン	ビタミンC	果実類，イモ類，緑黄色野菜
	ビタミンE	植物油，緑黄色野菜，胚芽
カロテノイド	β－カロテン	緑黄色野菜，海藻類，果実類
	リコピン	
	β－クリプチキサンチン	
ポリフェノール類	アントシアニン	ブルーベリー，イチゴ
	イソフラボン（ダイゼイン・ゲニステイン）	大豆
	フラボノール（カテキン・エピカテキン）	玉ねぎ，ブロッコリー，カカオ
	フラバノン（ヘスペリジンなど）	みかん，レモン
	リグナン	ごま
ハーブ・香辛料	オイゲノール	グローブ
	ショウガオール	しょうが
その他	フィチン酸	穀類，イモ類，豆類
	グルタチオン	ホウレンソウ，ブロッコリー

臨床栄養への接続

★日本人の 2 型糖尿病発症と遺伝子多型

日本では欧米と比較すると肥満者が少ないにもかかわらず人口当たりの糖尿病患者数は欧米に匹敵すること，言い換えれば少しの肥満でも欧米人に比べて糖尿病が発症しやすいが知られている。その理由としてインスリン分泌を担う膵臓ランゲルハンス島β細胞が日本人は脆弱であるためと考えられているが，なぜ脆弱なのか，どのような治療が適切なのかについてはよく分かっていなかった。しかし，日本人で 2 型糖尿病の原因遺伝子の 1 つであるとして同定された EIF2AK4 遺伝子がつくりだすタンパク質である GCN2 が 2 型糖尿病の発症抑制に重要な役割を果たしていることが 2020 年に神戸大学によって発表された

EIF2AK4 遺伝子は 2008 年に日本人で 2 型糖尿病原因遺伝子の 1 つとして同定された遺伝子であり，遺伝子内の SNP(一塩基多型)が 2 型糖尿病の発症リスクに関係することが報告されている。神戸大学の研究グループは，EIF2AK4 遺伝子内の 2 型糖尿病発症との関連が報告されている SNP(一塩基多型)をもつ人ともたない人で比較した結果，この SNP をもつ人ではインスリンを分泌する能力が低下しており，身長あたりの体重が重くなるほどその傾向が強くなることを見出した。つまり，この SNP をもつ人は肥満した際の膵 β 細胞が脆弱であり，2 型糖尿病を発症しやすいと考えられ，EIF2AK4 遺伝子とその遺伝子がつくりだすタンパク質 GCN2 の活性の低下が糖尿病を発症させるメカニズムが明らかになったといえる。

このことから，EIF2AK4 遺伝子に SNP の有無を調べることによって 2 型糖尿病の発症予測が可能となり，SNP をもつ場合には早期から生活習慣に介入することで 2 型糖尿病の発症抑制に貢献できる可能性があるといったまさにオーダーメイドの栄養教育の展望が開けてきたと言える。

索　　引

け

こ

さ

し

す

せ

そ

ひ

ふ

へ

ほ

ま

著者略歴

山内　有信（やまうち　ありのぶ）

博士（農学），修士（栄養学），管理栄養士

【学歴】

1993年　徳島大学医学部栄養学科卒業

1995年　徳島大学大学院栄養学研究科博士前期課程修了

2014年　愛媛大学連合大学院農学研究科（論文博士）

【職歴（専任）】

1995年　学校法人鈴峯学園　鈴峯女子短期大学食物栄養科　講師　着任
　　　　学校法人修道学園（旧　学校法人鈴峯学園）
　　　　鈴峯女子短期大学食物栄養学科／専攻科栄養専攻　准教授　を経て

2017年　学校法人修道学園　広島修道大学健康科学部健康栄養学科　教授　着任

基礎栄養学　―栄養生理化学―

2021年11月12日　初版発行

著者　**山内　有信**

発行所　株式会社　三恵社
〒462-0056　愛知県名古屋市北区中丸町2-24-1
TEL 052(915)5211
FAX 052(915)5019
URL http://www.sankeisha.com

乱丁・落丁の場合はお取替えいたします。

ISBN978-4-86693-484-6